緩和のこころ
癌患者への心理的援助のために

岸本寛史——著

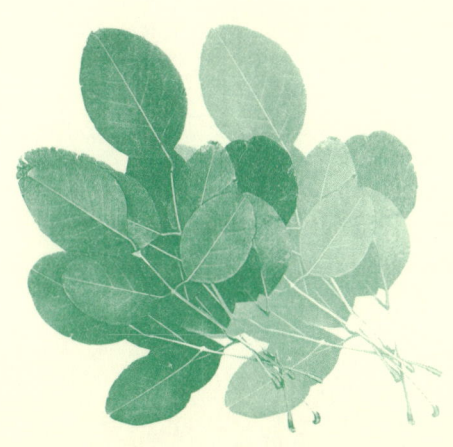

誠信書房

はじめに

 本書は，主として癌の方々への心理的な援助に携わる専門家に向けて書かれたものである。「緩和のこころ」というタイトルをつけたが，内容的にはむしろ，現在の緩和医療のなかでも，特にその精神的心理的な援助の姿勢を問い直すものとなっている。緩和医療のなかに，いつの間にか DSM（アメリカ精神医学会による『精神疾患の診断・統計マニュアル』）の精神がもぐりこみ，DSM に基づくことが学問的であるかのような雰囲気になりつつある。もともと DSM は，その原因を問わず症状に基づいて診断するという姿勢を基本に据えているのだから，緩和医療の領域で DSM を用いること自体は DSM の精神から外れるものではない。しかし，無意識のうちにそのような見方をすることによる弊害のほうが大きいのではないかと感じたことが本書を書く原動力となった。その最たるものは「適応障害」という「病名」である。本文中でも触れたように，筆者はこの「病名」が癌の方々に用いられていることを知ったとき，まったく理解できなかったし，憤りすら覚えた。このような診断基準を前面に出すのではなく，一人ひとりの気持ちに添うためにはいかにすればよいか，という観点から本書を書いたつもりである。

 癌の方々が示される種々の身体的心理的症状において不安が果たす役割は，われわれが想像する以上に，はるかに大きなものがあるのではないか，とこの頃特に感じるようになった。一方で，近年の生物医学の発展には目覚しいものがあり，脳神経系，内分泌系，免疫系などの相互連関が凄まじい勢いで明らかになりつつある（Esther Sternberg［2003］*The Balance Within* など）が，そのような知見を垣間見るだけでも，心理療法が癌の病状の進行それ自体に及ぼす可能性も皆無ではないと感じるようになった。本文でも紹介した無意識的身体心像を山中康裕先生が最初に報告されたケースである尹(ユン)さんは，当初は悪性度の高い小細胞癌という診断がなされていたが，山中先生が関わられるようになってから，病状の進行が緩徐となり，先の診断がくつがえされて，より悪性度の低い腺癌となったという。そして，あと3カ月

と診断された人が2年余りを生きられたのである。この論文と出会って，無意識的身体心像という概念に強い衝撃を受けた私も，診断がくつがえされたという部分については，懐疑的な思いを長らく抱いてきた。私のなかにある医者としての常識が，それを簡単には納得させなかった。しかしながら私もさまざまな経験を重ねるなかで，そのようなことは，必ずしもありえないことではないのではないかと思うようになった。このあたりのことは慎重に考えていく必要があることはいうまでもない。が，心理療法は，単に心理的な症状を和らげるだけではなく，癌そのものの病状に対しても何らかの働きかけをする部分があるのではないか，という仮説が私のなかでは徐々に重要な位置を占めつつある。これは手術，抗癌剤治療，放射線治療など，現在の癌治療のあり方を必ずしも否定するものではないことを繰り返しておきたい。この点については今後も考えていきたいと思っている。

　本書ではあまり論じることが出来なかった大きな問題として，痛みの問題がある。これは非常に微妙な問題であり，現時点ではまだまとまった考えを示すにいたっていない。実際の現場では大きなウエイトを占める問題であるが，この点についても今後の課題としたい。

　京都大学大学院教育学研究科の山中康裕先生には，私の深いところで常に支えとなって下さり，心から感謝を申し上げたい。執筆の間，心のなかで常に先生と対話させていただきながら書き進めてきたという感じが強く残っていて，本書をまず先生に捧げたい。富山大学保健管理センター長の斎藤清二先生にも，感謝申し上げる。先生には，筆者のことをよく理解していただき，またナラティブ・ベイスト・メディスンの登場以後は，仕事をご一緒にさせていただく機会も増えていろいろと勉強させていただいた。前著に引き続いて，誠信書房編集部の児島雅弘氏には大変お世話になった。氏の理解がなければ本書も日の目を見ることはなかったと思われるので，心から感謝申し上げる。本書が癌の方々の気持ちを汲むことに少しでも寄与するところがあれば幸いである。

　　　平成16年4月8日

　　　　　　　　　　　　　　　　　　　　　　　　　　岸　本　寬　史

目　次

はじめに i

第1章　心に添う ─── 1
1．一枚の写真と二枚の絵　1
2．NBMの衝撃　5

第2章　不安と「適応障害」─── 10
1．癌患者の「不安」は「適応障害」か　10
2．DSMの「適応障害」　12
3．災害時のストレスマネジメント　15
4．異常な状況における正常反応　18
5．無意識的翻訳と意味論的分析　21
6．不安の意味論的分析　25

第3章　抑うつという疾患概念 ─── 35
1．ヘレンはうつ病か？　35
2．DSM-IVの「大うつ病性障害」　38
3．笠原・木村の分類　42

第4章　せん妄と意識の水準 ─── 47
1．せん妄か？　それとも深い体験か？　47
2．存在世界の変貌　52
3．意識の昼夜　55
　意識の昼／意識の黄昏／意識の夜
4．夢における体験　63
　発病の衝撃／夢で悟る／夢で癒される

第5章　バウムが語ること ———————————————— 70

1. 手巾（ハンケチ）　70
2. なぜバウムか　71
3. バウムという表現　74
4. 客観性とコミットの深さ　75
5. バウムの理解のために　77

   イメージを持ち続ける／幹先端処理／開放系と閉鎖系／
   病態水準という観点から／心の皮膚

6. バウムと意識の水準　86

   メビウスの木と意識の水準／イニシャルイメージとしてのバウム

第6章　無意識的身体心像 ———————————————— 93

1. 無意識的身体心像とは　93
2. 無意識的身体心像の諸相　94

   語りに見られる無意識的身体心像／夢に見られる無意識的身体心像／
   絵画に見られる無意識的身体心像

3. 無意識的身体心像の危険性　99
4. 無意識的身体心像と意識水準の変化　101
5. 微細なる身体　102
6. 深層の知　104

第7章　診断と見立て ———————————————— 107

1. 診断は治療に活かせるか？　107
2. 見立て　110

   土居健郎の見立て／河合隼雄の見立て

3. 癌をいかに見立てるか　113

   癌は悪の元凶か？／癌と腐海／ターミナルケアから緩和ケアへ

4. 症状の意味　119

第8章　言葉の問題について ——————————124
  1．言語不信，言葉の無力，言葉の呪力　124
  2．恐怖による死　127
  3．病名告知について　130
  4．体験の名前　133
  5．インフォームド・コンセントと相談による方針決定　137
  6．意識の水準と話の聞き方　139

第9章　薬物療法の基本姿勢 ——————————144
  1．薬物の両義性と薬圧　144
  2．薬物療法の標的　146
  3．症状消失の際の不安　148
  4．処方行動の影響　150
  5．引継ぎ　154

終　章　安心のために ——————————156
  1．治療の枠組み　156
  2．重心を安定させる　161

文　献　164

第1章　心に添う

1．一枚の写真と二枚の絵

　病棟に一枚の写真が届いた。その少し前に肺癌で亡くなられた男性が，入院中に撮られた写真だが，それを，ご家族の方が引き伸ばして病棟に送ってくださった。亡くなられる少し前，看護師と車椅子で病院の周りを散歩されたときに，その看護師をモデルに撮られた写真だった。その方はもともと写真が好きで，腕前もなかなかのものだったという。モデルにする看護師は決めておられたようだ，と，ある看護師が教えてくれた。構図は横長で，右3分の1あたりのところに，木の前に立つ看護師を写している。看護師の足先が写真の下端に少しはみ出る形で，看護師のナースキャップが写真の上端すれすれなので，一見，窮屈そうに見える。また，人物が，写真の中央ではなく，右3分の1のところに配されている形になっているので，なんとなく落ち着かない。そのためだろう，縦位置に撮ればよかったのに，と言う声が耳に届いた。しかし，果たして写真が好きで，腕前もなかなかのものだった方が，いくら病身であるとはいえ，構図を誤られるだろうか。そこには何か思いがこめられているのではないだろうか。そう思って，その写真をしばらく眺めていた。そのうちに，左3分の1の位置には，ご自分を置きたかったのではないだろうか，という感じがしてきた。実際のところはわからない。が，こちらの物差しで縦位置がよかったんじゃない，と言うよりも，どうして，横位置で撮られたのだろう，と考えないと，相手の心に通じる道は開かれないのではないだろうか。

ここに二枚の絵（図1，図2）がある（Bach, 1990）。一枚は太陽が照るなか，子どもが花に水をやる絵。もう一枚はやはり太陽が照るなか，水道から汲んだ水を入れたバケツを持つ男の子が立っている絵である。これらの絵のなかで，ホースから撒かれている水と，蛇口から出ている水は，いずれも赤く塗られている。これらの赤く塗られた水を，われわれはどう理解すればいいだろう。水は青いと教えてやらねばならない，と思うだろうか。あるいは，赤く塗るのはどこか精神的におかしいのではないか，と思うだろうか。色覚に異常があると考える人もあるかもしれない。どうして赤く塗ったのか，尋ねてみたくなる人もあるだろう。

この二枚の絵はいずれも，7歳の男の子，ウルス君が描いたものである。彼は，急性骨髄性白血病で治療を受けていた。彼がどうして水を赤く塗ったのか，と，思いを巡らせてみると，赤い抗癌剤の注射の治療を受け，輸血を受けていたであろう日々が思い浮かぶ。実際，これらの絵は，貧血が進行して輸血を受けた後に描かれたものだという。そうしてみると，これらの抗癌剤の点滴とか輸血といった「赤い水」は，水道の蛇口から出る赤い水と重なってこないだろうか。赤い水を毎日のように見ていた彼にとって，命を支える水の色は赤かったのではないだろうか。

水を赤く塗った彼の精神は不健康なのだろうか。われわれはなんとなく，水を青く塗るのが健康で，赤く塗るのはおかしいと思っていないだろうか。統計をとれば，水を青く塗る人が圧倒的に多いに違いない。統計的には，水は青い，ということになるだろう。しかし，彼が白血病で治療を受けていたという背景を知れば，輸血や赤い点滴を受けていたと知れば，水を赤く塗る気持ちも理解できるし，彼の精神が不健康だと簡単には言えなくなるだろう。

医学には統計的な考え方が浸透している。現在，精神障害の分類として汎用されている『精神疾患の診断・統計マニュアル』（*Diagnostic and Statistical Manual of Mental Disorders*, American Psychiatric Association [1994]，以下DSMと略記。現在は第4版が用いられている）も，その名が示すように，もともとは統計のための診断マニュアルである。しかし，統計

第1章 心に添う 3

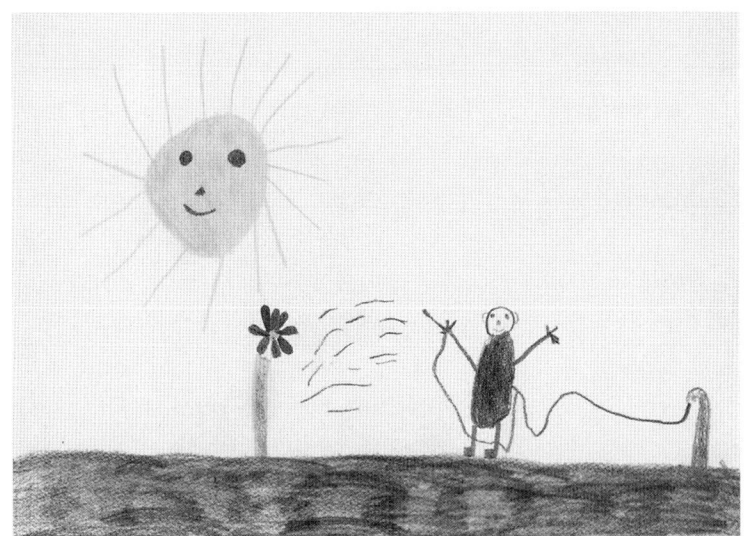

図1 (Bach, 1990, 図6より)

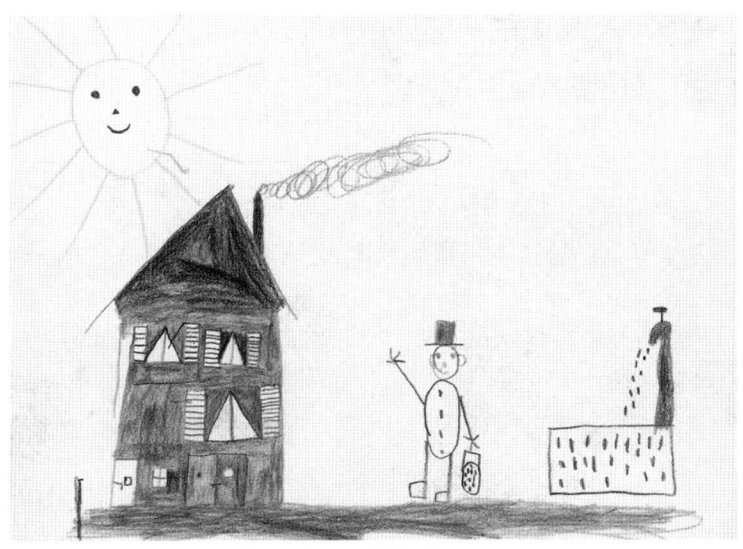

図2 (Bach, 1990, 図7より)

処理によって得られる結果は，あくまで集団の傾向を述べているに過ぎないのであって，客観的，あるいは，絶対的な真実というわけではない。赤い水を前にして，水は青いという多数の見解を押し付けるより，なぜ水を赤く塗ったのだろうと思い遣らないことには，あるいは，なぜ横向きに撮ったのだろうと思い遣らないことには，心が離れてしまうのではないだろうか。

　近年，緩和ケアにおいて，癌患者の示す不安や抑うつなどの症状を，適応障害・不安障害・気分障害といった精神医学の診断体系から捉えようとする動きが盛んである。そのなかでも特に，癌患者に対して適応障害という「診断」が適用されているのを初めて知ったとき，筆者には何のことか理解できなかった。どうして適応障害なのだろう？　癌という病を抱えて大変なのだから現実に適応できないのはある意味で当然のことではないだろうか？　なぜ敢えて適応障害という概念を使うのだろう？　と，理解に苦しんだ。この疑問が本書の大きな原動力となっている。

　「適応」という観点で見るなら，青い水を描く方が「適応している」ことになり，赤い水を描くのは「適応していない」ことになるだろう。「適応」というのは，状況との関数である。癌を患っている方に，「適応」という概念が，治療的な関わりを行ううえで，どれほどの意味を持つのだろうか。こういった点を考えずに，安易に「適応障害」という観点から見ることは，青い水が健康で，赤い水は不健康だ，と思ってしまうことに通じないだろうか。ウルス君に向かって，水は青く塗るのだよ，と教えようとするのと，赤く塗った気持ちをわかろうとするのと，関係を作るうえでは，決定的に違ってくるだろう。治療関係を作るうえでも同じではないだろうか。

　われわれはしばしば，ほとんど自覚することなく，水は青いのだよ，とか，縦位置の方がよかったのに，という姿勢で患者と向きあってしまう。「適応障害」という概念もその傾向に拍車をかけていると思う。どうしてそのようなことになってしまうかと考えてみると，医療従事者の多くが，近代科学を基礎とする科学的な医療を行うことが正しいことであると（意識するとしないとにかかわらず）考えていることが大きく影響しているように思わ

れる。近代科学を基礎とする科学的医療のもたらした恩恵はいくら強調してもしすぎることはない。が，同時にそれは，医療者の見方を（暗黙のうちに）規定することとなった。近代科学では客観性が何よりも重視されるが，客観性とは，観察者の影響が対象に及ばないようにするために，対象と無限大の距離をとることだともいえる。だから，科学的な医療を行うということは，対象とは関わらないような姿勢を前提としているのである。そのために，医療者のほうは科学的な見解に基づいて医療を行っているつもりでも，患者のほうからみると心が離れていると感じられる，ということがおきてしまう。それは，個々の治療者の問題もないわけではないだろうが，科学が客観性を重視していることに起因する部分が大きいように思う。近代科学の対象に対する姿勢が，医療者の患者に接する態度に，微妙に，しかし深い影響を及ぼしているのである。このような「客観的」な姿勢はもちろん必要であるが，それだけでは，良好な治療関係が作れないのではないだろうか。

この問題は，近年注目を浴びるようになった Narrative Based Medicine（物語りに基づく医療，NBM）（Greenhalgh & Hurwitz, 1998）において，「物語り」という観点から論じられているので，次節でそれについて述べてみたい。

2．NBM の衝撃

2001年に英国のケンブリッジで開催された第2回国際ナラティブ・ベイスト・メディスン会議の閉会の挨拶のなかで，主催者の一人である Brian Hurwitz 教授が，NBM は医学・医療にパラダイムシフトをもたらす可能性がある，と3度も述べられたのが印象に残っている。患者の語りに耳を傾けることの重要性は，改めて強調するまでもないと思われるのに，なぜ，近年になってナラティブが注目されるようになったのだろうか。

NBM は，「患者の病い」と「病いに対する患者の対処行動」を，患者の人生と生活世界で展開する「物語り」であるとみなす。そして，患者を，物語りの対象ではなく「主体」として，つまり，物語りの登場人物ではなく物

語りの「語り手」として，尊重する。「病気」とは患者の人生というより大きな物語りのなかで展開する一つの物語りであり，患者はその物語りの語り手として尊重されるのである。と同時に，医学的な観点も，科学的で客観的な見解というよりも，「医療者側の物語り」として相対化される。さらに，独自の臨床問題に対する唯一の正しい答えを見つけることはしばしば不可能であり，たとえば「モルヒネを使えば痛みが取れる」というような線形思考を保留にして，治療者と患者との間で交わされる対話を治療の重要な一部と位置づけるのである。

　医学はこれまで，科学的で客観的な治療法を提供しようと努力してきたし，それが正しいことだと信じてきた。ところが，NBMの観点から言えば，それはあくまでも一つの「医療者側の物語り」に過ぎない，と相対化されてしまうのである。NBMが医学・医療にパラダイムシフトをもたらす可能性があると言われるのは，このように，従来の医学・医療の実証主義的・科学的・客観的な姿勢を一挙に相対化してしまう部分があるからである。ただし，これは，科学的な医療を否定しているわけではないことに注意しなければならない。

　このような観点から見ると，緩和医療において「モルヒネなどを積極的に用いて痛みをとるのがよい」とか，「緩和ケアの患者にはうつ病・うつ状態を呈するものが多く，重症になる前の初期の段階で診断し，積極的に治療することが望ましい」(Billings & Block, 1995) など緩和ケアのテクストによく書かれている治療方針も，あくまで一つの「医療者側の物語り」にすぎないとみなされるのである。

　たとえば，モルヒネを取り上げてみよう。患者さんのなかには，モルヒネでも何でもいいからどんどん使って，とにかく痛みをとってほしい，という人から，モルヒネという名前を聞いただけで，死を宣告されたに等しいと受け取って夜も寝られなくなってしまう人まで，さまざまである。一人ひとりの持つ「モルヒネ物語り」は同じではない。だから，「痛みをとるのが大切だから，積極的にモルヒネを使うのがよい」と一律にモルヒネの使用を勧めると，医療者の思いと患者の思いとがすれ違うこともしばしば起きてくる。

医療者側の持っている「モルヒネ物語り」と，患者さんが抱いている「モルヒネ物語り」とが近い場合はいいかもしれないが，そうでない場合には，医療者と患者の間に亀裂が生じることになる。

　それでは，モルヒネを怖がる方は，モルヒネに対して間違った知識をもっているのだろうか。「モルヒネの正しい使い方」とか，「モルヒネの正しい知識」などということがよく言われるが，モルヒネを怖がる人を，暗黙のうちに，モルヒネに関して間違った知識を持っている人と思っていないだろうか。あるいは，モルヒネは適切に使用すれば痛みをとってくれる優れた薬である，と患者を教育する必要があるのだろうか。NBM は必ずしもそうとは考えない。NBM の観点からすると，「唯一の正しい物語り」など存在しない。一つの問題や経験は複数の物語りを生み出すので，「唯一の正しい真実」という概念は役に立たないと考える。「モルヒネは癌の末期に使う怖い薬だ」という患者の物語りと，「モルヒネを適切に使えば痛みをコントロールできる」という医療者側の物語りと，どちらが正しいかを競うのではなく，それぞれが異なる物語りを持っていると捉えるところから NBM は出発するのである。

　どちらが正しいかを争う姿勢では，対話が起こりにくい。「モルヒネを適切に使って痛みをとる」ことが正しいことだと思っていると，「モルヒネが怖い」というのは，間違った知識とみなされて，正しい知識を伝えなければ，という姿勢になってしまう。が，このような姿勢を持って接せられると，自分の気持ちをなかなか話し出せなくなるのではないだろうか。癌を患うと，周囲の態度には敏感になることが多いのでなおさらである。冒頭の例でいうなら，「水は赤くない，青いのだよ」という教育的な姿勢が強くなりすぎると，話す方としてはなかなか話せなくなるのではないだろうか。患者の物語りに耳を傾けようと思えば，「モルヒネを適切に使って痛みをとる」ことが正しいとか間違っているという価値判断は一時保留にする必要がある。これらは，あくまで一つの「医療者側の物語り」に過ぎないものとして，一歩引いた形で患者の語りに耳を傾けるのである。

　あるいは，モルヒネに対して強い恐怖感を抱いている方に，よい痛み止め

があるので，と名前を伏せて使用して，良好な疼痛コントロールが得られていたのに，モルヒネという名前を伏せていることに対して患者をだましているのではないかという罪悪感から，実は今使っている薬はモルヒネなのですと話したとたんに，不安が強くなり，痛みもどんどん強くなって，それ以後はモルヒネを増量してもよい疼痛コントロールが得られなかったというケースを聞いたことがある。この場合も，モルヒネという名前を絶対的な真実と捉えてしまったところに問題があるのではないだろうか。モルヒネという名前とて，人が与えた一つの名前に過ぎない。それも一つの物語り，と捉えるNBMの観点があれば，無用な罪悪感を抱くことも，さらにそれによって無用の苦しみを患者に与えることも，なかっただろう。

　斎藤は一般診療におけるNBMの実践のプロセスとして，次の五つを挙げている（斎藤・岸本，2003）。①患者の物語り（病いの体験）の聴取。②「患者の物語り（病いの体験）についての物語り」の共有。③「医師の物語り」の進展。④物語りのすり合わせと新しい物語りの浮上。⑤ここまでの医療の評価。ここでも，まず患者の語りに耳を傾け，患者の物語りを共有するところから始めようという姿勢が見られる。そのあとで，医療者側の物語りとのすりあわせが行われるわけであるが，その際，どちらが正しいとか，真実であるかを競うのではなく，異なる物語りのなかから新しい物語りを作っていくという姿勢が基本に据えられる。これを実践するうえでは，いろいろと考えねばならないことがあるが，NBMの実践については，上記の斎藤との共著のなかで述べたので，ここでこれ以上触れることは控える。いずれにしても，医学的な観点が，あくまで一つの「医療者側の物語り」に過ぎないものとして相対化できるようになると，医学的な観点に縛られずに話を聞くことができるようになる。

　さて，本書では，癌という病を抱えた人びとに接する際，治療者側の枠組みで理解したり対応したりするのではなく，その人の「心に添う」（山中，2000），あるいはその人の「気持ちを汲む」（土居，1977）ためにはいかにすればよいか，という観点から考えてみたいと思う。つまり，医学的な観点を

一時保留にして，患者の語りに耳を傾けるという姿勢で臨んだときに，どんな風景が見えてくるかを描いてみたい。具体的には，不安（DSMに従えば，「適応障害」，「不安障害」などの「病名」となる），抑うつ，せん妄などの心理精神的な「症状」を，医学的な枠組みから捉えるのではなく，可能な限り，体験している当の本人の視点から描き出してみたいと思う。そうすることによって，医学的な観点だけではあまり見えてこなかった部分に光を当て，一人ひとりの状態に即した個別的な対応が可能となるようなきっかけになればと思う。

第2章 不安と「適応障害」

1．癌患者の「不安」は「適応障害」か

　現代医学の進歩に伴い，癌がかなり治るようになってきたとはいえ，癌を患うことが，大変な不安・恐怖をもたらす体験であることに変わりはない。そこで本章では，まず，いわゆる「不安」・「恐怖」をとりあげる。癌患者に対するドリームワークの可能性を追求しているユング派の心理療法家 Bosnak（2000）は，癌患者の心理を考えるうえで最も中心となる問題は，「恐怖」である，と指摘した。筆者も最近，癌患者の示す心理・身体症状は不安によって上乗せされる部分が予想以上に大きいのではないかと感じるようになった。漠然とした不安を示す方もあれば，死の恐怖を明確に述べる方もある。精神医学的には，対象が明確な場合を恐怖と呼び，対象が明確でない場合は不安という用語を使うことになっているので，「恐怖」よりも「不安」のほうが正確なのかもしれないが，「恐怖」という語感がふさわしいような強い恐れを抱いておられる場合もしばしばある。「もっとも強烈な分裂病体験は恐怖であるとサリヴァンは考えていました。私も賛成します」と中井（1998a）は述べているが，癌患者の体験している恐怖も同じような恐怖ではないかと思われる。この「恐怖」は，体験したものでなければわからないだろう。筆者は，医学生のときに，繰り返し癌になる夢を見て，非常に怖い思いをしたことを思い出すが，夢ですらそうなのだから，実際に癌を患われた場合を思うと，その大変さは想像をはるかに超えたものに違いない。

> ひそめ持つ心の揺れに体重計の針がぴりぴり震えて止まぬ
> 不発弾のごときを内に抱えつつずしりと重き心に歩む
>
> （岸孝子歌集『石の唇』より）

　いつまでも震えて止まらない体重計の針からも，心の震えが推し量られる。不発弾を抱えているようで，心も重い。だから，夜眠れなくなることもあれば，呆然として言われたことをすぐ忘れてしまっても無理はない。食欲が落ちたり，突然叫びたくなったり，急に息苦しくなることもあるだろう。何もやる気が起こらなくなったり，何から手をつけていいのかわからなくなる。癌で亡くなった父親のことが思い出されたり，後に残される家族のことを考えたり，途中の仕事をどうしようかと悩んだり，次から次にいろいろなことが思い浮かんで，心も休まるときがない。不安というのは対象が明確でない恐れをさすのだから，情報の不足が原因であり，情報を積極的に与えるのがよいといわれることもあるが，それほど単純ではなく，聞けば聞くほど不安になるということもよくある。

　こういった状況を，専門用語を用いて外から記述すると，不眠，健忘，食欲不振，不安発作，抑うつということになる。さらにこれらの「症状」を精神医学的な診断体系と照らし合わせることで，精神医学的な「診断」が下されることになる。冒頭で述べたように，近年，緩和ケアにおいて，これらの「症状」を，アメリカ精神医学会の提唱するDSM-IV（American Psychiatric Association, 1994）に基づいて診断しようという動きが盛んである（たとえば，Holland & Rowland, 1989; 吉村ら, 1997; 恒藤, 1999; Chochinov & Breitbart, 2000 など）。しかし，このような分類体系を用いることが果たして妥当なのだろうか。そのような「診断」は治療的な関わりにどれほど寄与しているだろうか。そういった点を検討してみたい。DSMの診断体系の持つ問題点については次章で検討することにして，ここでは不安，恐怖に限定して話を進めたい。

2．DSMの「適応障害」

　DSM-IVの立場からは，いわゆる「不安」・「恐怖」の状態を呈する癌患者に対して，「適応障害」，「不安障害」，「一般身体疾患による精神疾患」といった診断が下される可能性がある。ここではそのなかから，「適応障害」を取り上げる。冒頭で述べたように，癌患者の示す「不安」に「適応障害」という診断がなされているのを初めて知ったとき，筆者には何のことかわからなかった。筆者には「適応」という観点から見ることなど，思いも及ばなかった。これは，単に疾患概念の問題にとどまらない。そのような観点から見ることは，われわれが患者に接する態度に，微妙に，しかし深い影響を及ぼす。「適応障害」という診断が果たして妥当なのか，どれほど意味のあるものなのか，検討してみたい。

　癌患者に対して用いられている「適応障害」という概念は，先に述べたように，DSM-IVに基づくものである。そこでまず，DSM-IVの「適応障害」の診断基準をみてみよう。

A．はっきりと確認できるストレス因子に反応して，そのストレス因子の始まりから3カ月以内に，情緒面または行動面の症状の出現。
B．これらの症状や行動は臨床的に著しく，それは以下のどちらかによって裏づけられている。
　(1) そのストレス因子に暴露されたときに予測されるものをはるかにこえた苦痛。
　(2) 社会的または職業的（学業上の）機能の著しい障害。
C．ストレス関連性障害は，他の特定の第1軸障害の基準を満たしていないし，すでに存在している第1軸障害または第2軸障害の単なる悪化でもない。
D．症状は，死別反応を示すものではない。
E．そのストレス因子（またはその結果）がひとたび終結すると，症状

がその後さらに6カ月以上持続することはない。

　これが「適応障害」の診断基準であるが，その下位分類には「抑うつ気分を伴うもの」，「不安を伴うもの」，「不安と抑うつ気分の混合を伴うもの」，「行為の障害を伴うもの」，「情緒と行為の混合した障害を伴うもの」があり，癌患者には前三者が大半を占めるという（吉村ら，1997）。抑うつに関してはその程度により「適応障害」と診断される場合も「気分障害」と診断される場合もあるが，不安が前面に立つ場合，広く「適応障害」という疾患範疇で捉えられることとなった。

　これを癌患者に適用すると，「癌というストレスに対して予想される正常反応を越えた情緒面や行動面の症状を呈している状態」（吉村ら，1997）となる。こうして，従来「不安」と記述されていた状態が，「適応障害」という概念に置き換えられることとなった。最近の緩和医療・ホスピス関係の書物・論文でもその傾向は顕著である。

　しかしこれにはいくつかの問題がある。まず第一に，堀川（2000）も述べるように，「がん患者について"そのストレス因子に暴露されたときに予測されるものをはるかに越えた苦痛"がどのようなものであるのかを判断することは容易ではない」。「予測されたものをはるかに超える」という点について基準が示されていないため，判定者の主観に左右される部分が大きいからである。筆者などは，癌を患うというそのことだけでも，いわゆる不安発作からせん妄状態に至るまで，あらゆる状態が起こり得ると思っているので，適応障害という診断は，最初から念頭に浮かぶことすらなかったということになるのだろう。

　しかし，このような曖昧さの問題以上に，「適応障害」という観点そのものに問題がある。すでに述べたように，現在，DSM-IVに基づいて，癌患者の示す（予測をはるかに超えた）不安を「適応障害」という観点から見るようになってきているが，そのような流れのなかで，意識するとしないとにかかわらず，患者のことを現実生活に適応できていない人，適応に障害がある人とみなしてしまわないだろうか。さらに，治療の目標は，現実生活へ適応

することと，暗黙のうちに思ってしまわないだろうか。「適応障害」という観点で癌患者の不安を捉えている限り，そのような目で見てしまう危険があると思う。言葉には呪力がある。「適応障害」という観点で見ているうちに，日常の臨床においても，そのような見方で患者のことを見ることになりかねない。

　それでも，「適応障害」と診断することに何らかの治療的なメリットがあるなら，診断的な態度も正当化されるだろう。しかし，「適応障害」という診断に何か治療的なメリットがあるかと考えてみても，あまり見当たらない。「適応障害」に特異的な治療法があるわけではない。「適応障害」の項目で治療法としてしばしば挙げられる「傾聴」「共感」などは，心理療法の基本であり，「適応障害」という診断を下すまでもなく，診療を行ううえでの基本的な姿勢を述べているに過ぎない。また薬物療法についても，「適応障害」という診断に特異的な治療法があるわけではない。もちろん，種々の抗不安薬はあるが，「適応障害」という診断をわざわざ必要とするものではない。

　「適応障害」という観点から見ることはむしろ，（たとえ意識していなくても）患者を適応しているか否かという物差しで測ったり，あるいは「適応」を治療の目標に据えたりしてしまうといった弊害のほうがはるかに大きいと思われる。このような立場から，筆者は，癌患者の示す不安症状を，たとえそれが「予測される範囲をはるかに超える」ものであったとしても，「適応障害」と捉える立場には反対である。誤解しないでいただきたいが，筆者は，精神医学的な分類そのものを否定しているわけではない。ただ，基本的な姿勢として，精神医学的な分類・診断を行うことが，学問的にも治療的にもどのような意味があるのかを考えたい，と思っているだけなのである。精神医学的な分類は，絶対的な物差しというよりも，一つの見方であって，それがどのような立場からの見方であるか，治療的な関わりを考えるうえでどのような利点があるか，ということを考慮したうえで用いたいと思っているのである。

3．災害時のストレスマネジメント

それでは，どのような姿勢で接すればいいのだろう。そのヒントを，少し唐突と思われるかもしれないが，「災害時のストレスマネジメント」（ロサンゼルス郡役所・精神保健部，1996）に求めてみたい。

まずこのパンフレットに書かれている「災害メンタルヘルスの主要概念」を見てみよう。

　災害メンタルヘルスの主要概念
　　1．これは万人が起こすものである。
　　2．精神障害ではないと考えよ。
　　3．被害者を分類するな。
　　4．その人の持つ力・プラス潜在能力を中心として考えよ。
　　5．障害は，一次災害によるものとは限らないことを忘れるな。

「災害に遭遇した人（メディアを介して経験した人をも含む）は誰でも影響を受け何らかの災害性ストレス反応を味わう」とあるように，誰にでも起こりうるということを第一の前提としている。そのうえで，災害直後に生じてくる種々の精神症状を，第2項にあるように，基本的には「精神障害ではない」（傍点筆者）と捉えるところから出発するのである。「適応障害」という診断を用いるとき，治療者がたとえ意図していなくとも，それはすでに，精神障害であることを前提としている。しかし，「被災者は正常な人間」であり，「大きなストレスを受けて一時的にその人生と生活活動とが中断された人」であって，「精神障害者ではない。災害の被害者はきわめて異常な状況における正常な人である。そうでない場合には異常とされかねないストレス反応もこの場合は正常なのである」。癌の場合も同じではないだろうか。

DSM-IVの診断基準を用いて分類を試みるという姿勢そのものが，精神障害を前提としている。これに対して「災害時のストレスマネジメント」で

は，基本的には「精神障害ではない」と考えて接するよう求めている。両者の基本姿勢は大きく異なる。このような点を明確に意識している治療者はおそらく少ないだろう。しかし，言葉というのは恐ろしいもので，それを使うものが意識するとしないとにかかわらず，「適応障害」という概念が浸透していくにつれ，なんとなく，「適応障害」という精神障害をもったものとみなすことになっていく。症状だけを並べれば，「適応障害」の診断は間違ったものではないかもしれない。しかしその場合，「きわめて異常な状況における正常な反応」だと捉えようとする姿勢が薄れてしまうのではないだろうか。

少し前のテクストだが，『進行癌患者のマネージメント』（Billings, 1985）の第2部は「心理社会的な援助」というタイトルで，第3章「身体ケアの役割」，第4章「安心感を得る」，第5章「別れを克服する」，第6章「悪い情報の共有」，第7章「残される子どもたちへの対応」となっていて，章題には，抑うつとか不安といった精神医学用語は載せられていない。このようなタイトルの選び方ひとつをとってみても，著者が，精神医学的な分類よりも，いかに患者の「心に添う」（山中，2000）かという立場を中心に置いていることが察せられる。もちろん本文中には精神医学の概念にも触れられているが，精神医学的な分類・診断を前面に出さずに書かれている。在宅で終末期を看取ることを行ってきたこの著者は，いかに安心してもらえるようにするか，いかに別れるか，といったことを悩みながら患者とともに歩むうちに，自然と精神医学の分類よりも，このような日常的な言葉を表題に選ぶことになったのだろうと思う。

次の第3項には，「被害者を分類するな」と書かれている。「精神障害」と捉えず，「異常な状況における正常な人」と捉えるにしても，どうして分類してはならないのだろうか。分類しておくほうが現状の把握の助けにもなるし対策が立てやすい，と思うかもしれない。しかし，この言葉の背後には，分類するという姿勢そのものが，彼らを病的なものと見る姿勢とつながっているという認識があるのではないかと思う。この項目の説明としてこのパン

フレットには次のように書かれている。

> 活動の失調を起こしている被害者は病的なのではない。
> 災害の被害者はさまざまの情動反応を起こす。たとえば，抑うつ，不安，怒り，孤立無援感（よるべなさ），希望喪失感（先行き真っ暗）である。
> しかし，これらは災害が起した生活障害であって，その人の対処能力が不足していたからではない。災害は住居を破壊し，失職させ移住を余儀なくさせ，健康を脅かし，家庭生活を乱すではないか。これらが生活障害を起こしたとしても不思議ではない。

ここには，なぜ分類してはならないかという理由は書かれていないが，最初に「活動の失調を起こしている被害者は病的なのではない」，とあることから，（抑うつ，不安，怒りなどに）分類（する）という行為そのものが被害者を病的とみなすことに他ならないという立場にたっていることがわかる。さらに，分類するためには，それが依って立つ分類体系があるはずで，おのずから精神医学の診断体系に依拠することになる。だから，被災して落ち込んでいる人を前にして，この人は抑うつ状態だとか，適応障害だという場合，そのような記載をするものが意識するとしないとにかかわらず，精神障害を想定していることになる。しかし，たとえば不安で何も手がつかないという外から見た状態は同じでも，それぞれの人が歩んできた人生はみな違うし，内面で思っていること，感じていることは決して同じではない。それを外見から見た状態から判断して「適応障害」とか「不安障害」と分類してしまうと，個々の思考・感情・感覚の差異が捨象されてしまう。そして，この人は「適応障害」だ，ということで，なんとなくわかったことになってしまうのである。しかも，「適応障害」という言葉は精神医学的な診断体系を背後に持つので，この人には精神障害があるという風に，明確に意識しなくても言外にそういうニュアンスができてしまう。うつ状態についても同様ではないだろうか。

症状に基づいて分類するのではなく，一人ひとりの背景はすべて違うのだという認識から出発する。それは，一人ひとりを尊重することにつながる。そのために，「災害以前にはどのような問題解決の巧みさ，種類があったか，どのような生活信条，世界観，信仰があったかを多少でも知る必要がある」。このようにして，一人ひとりを尊重することで，次に書かれている「その人の持つ力・プラス潜在能力を中心として考え」ることが可能となってくるのである。

最後の「障害は，一次災害によるものとは限らないこと」も言うまでもないだろう。心しておかねばならない。「災害救助活動も〈二次災害〉になりかねない」。そうして最後に，「災害によるストレス反応は即座に起こるとは限らず，遅れて始まることもある」と添えられている。

こうしてみると，「災害時のストレスマネジメント」の基本精神は，いわゆる「精神症状」に悩む被害者を，既存の診断体系と照らし合わせて分類するのではなく（これは彼らを暗黙のうちに精神障害者とみなすことになる），あくまでも「異常な状態における正常な人」と捉えて，分類することはせず，むしろ一人ひとりの話に耳を傾けて，個々のプラスの面を中心において，自然に回復するのを待つという姿勢にあるように思われる。

4．異常な状況における正常反応

このような姿勢は，癌患者と接するうえでも非常に参考になる。考えてみれば，癌も災害に匹敵するような一大事である。自らの死と向き合うことは避けられないので，ときには災害以上の体験となるだろう。治癒の見込みが薄い場合はなおさらである。以上のような観点から，癌患者の示す「症状」を，安易に（特にDSMの）精神医学的診断体系に照らし合わせて診断するという姿勢は避けるべきであると筆者は考える。参考までに，同パンフレットが挙げている「異常な状況における正常反応」を列挙しておきたい。

1．思考と感情，ときには意識，記憶の混乱が起こり，精神集中ができなくなる。
2．誰かと話したくてたまらなくなることもあり，逆に誰とも話したくないという気持ちになることもある。
3．心淋しく，もの悲しく，涙が出てくる。ときには声を出して泣き叫ぶこともある。
4．やり場のない気持ち，はけ口のない気持ち，どうやってみてもすっきりせず，物事が進まないで押さえつけられている気持ち。いわゆる欲求不満状態。
5．腹が立ってくる。怒りっぽくなる。ときには怒りをぶちまけたくなる。実際にぶちまけたり，人や物に当たったりする。苛々して些細なことが気になる。あるいはわけがわからないのに気持ちが苛立ってじっとしていられなくなる。
6．眠りに入りにくい。眠っても浅い。すぐ覚めてしまう。些細な物音で覚めてしまう。悪夢にうなされる。あるいは悪夢から覚めて汗びっしょり，心臓がどきどきということもある。
7．食べてもこなれない。胃がもたれる。重苦しい。胃がキリキリ痛む。便秘する。下痢する。便秘と下痢の交替が起こる。出そうで出ない，など。
8．自分の認知，感情，判断に否認を加える。
　これぐらいの災害で動揺などしていない，自分は平静だ，自分は強いと思う。近親・隣人の死にも動揺していないぞ，こういう災害は今までにも経験したし，死体や瓦礫を見ても平気だぞ，自宅を失ったぐらい何だ，かえってさばさばした，眠らなくても平気だ，健康だ，などである。
9．援助を断る。
　助けはいらない。自分でやってゆける。ただで物なんかもらいたくない。物をもらうのは恥ずかしい，などという。

10．食欲がない。
　　何をみても食べる気にならない。食べなくても大丈夫……などという。
11．頭痛がする。頭がズキズキ，ドーンと重い。頭の芯が重い，痛い。前頭郡が痛い。後頭部が痛む。吐き気がする。からえずきをする。むかむかする。「おえっ」となるなど。
12．アルコール，薬物類の摂取量が増える。
13．短期間の記憶喪失。あの時からこの時までがぽかっと抜けて何も思い出せない。あのことがどうしても出てこない。そんなことがあったとは信じられない。そのとき自分はどうしていたのかさっぱり記憶にない。

　個々の項目を見ると，種々の診断名が想定されるかもしれないが，これらはすべて，「異常な状況における正常反応」（傍点筆者）なのであって，これらの一つひとつを取り上げて分類すべきものではない。それがこの指針の基本的な精神である。
　このような姿勢で援助にあたるとしても，やはり専門家に相談せねばならない事態が生じてくることは当然である。「災害時のストレスマネジメント」にはコンサルテーションを行うときに注意すべき点として，以下のような項目が挙げられている。

1．オリエンテーション（時間・空間的方向や前後関係）はどうか。
2．はげしい興奮や錯乱を示しているか。
3．動けなくなっているか。
4．自己管理ができなくなっているか。
5．重い身体病あるいは重傷がないか。
6．感情を表に表さなくなっていないか。
7．成人において感情失禁があるか。
8．とんでもない非合理的な考えをしていないか。

9．とんでもない奇行をしていないか。
10．絶対に必要な援助を断らないか。
11．自殺，他殺を考えていないか。

　以上のような状況になってはじめて，専門家へのコンサルテーションを考慮するというわけである。「災害時のストレスマネジメント」に書かれているこのような姿勢と，最初から「適応障害」と診断して関わる姿勢と，あまり大差はないように思われるかもしれないが，筆者は決定的に違うと考えている。治療者の基本姿勢は，たとえ言葉に出さなくても，患者には伝わるものである。まして癌患者は，自らの生存の危機に曝されているので，周囲の状況にはとても敏感になっている。言外に伝わる治療者の姿勢こそ，治療関係を作るうえで大切であることを思えば，自らの依って立つ概念を振り返ってよく吟味しておかねばならない。

5．無意識的翻訳と意味論的分析

　さて，以上のような基本姿勢を踏まえたうえで，本章のテーマである「不安」を，序章で述べたように，それを体験する当の本人の視点から描き出すことを試みてみたい。そのためにはそれなりの方法論が必要であるが，ここでは，意味論的分析という方法を取り入れてみる。これはもともと，言語学の領域で，井筒俊彦が，外国語のテクストを読むときに，ある言葉を自国語の言葉に置き換えて理解するのではなく，原語のまま理解するための方法として創出したものである。井筒がこのような方法を導入した背景には，「無意識的翻訳」(Izutsu, 1959) という問題がある。

　たとえば，アラビア語のkāfirという語はmisbelieverという英語に訳される。ここでもし，misbelieverという語の意味しか知らない人にkāfirとmisbelieverの同義関係が示された場合，彼にはkāfirをmisbelieverの意味カテゴリーにいれることによってしかその意味を知る方法はない。しかし，kāfirとmisbelieverとの間には，無視できない重大な相違がある。

misbeliever は belief（信仰）と否定を表す mis という語から成っており，misbeliever という語の意味カテゴリーは belief（信仰）の概念に基づいている。一方，kāfir の意味は，確かに「信仰」の概念を重要な要素として含むが，その中核は，むしろ，「忘恩」，「感謝の念の欠如」である。イスラーム信仰の基調の一つは感謝であり，『コーラン』ではすべてのものに無償で与えられる神の慈悲が強調されている。この神の慈悲に対して，人間は感謝しなければならないが，感謝を表さない，あるいは表そうとしない人を kāfir と呼ぶのである。ところが，この kāfir が，mu'min（信じる人），muslim（神に絶対服従する人）としばしば対立して用いられるため，『コーラン』において，kāfir は，『神を信じない人』という二次的な意味を持つようになったのである。このように，kāfir は shākir（感謝）の反対語として用いられるか，mu'min の反対語として用いられるかで異なった意味をもつ。すなわち，前者は「恩知らず」であり，後者は「不信者」である。それゆえ，kāfir という語を misbeliever という語によってのみ理解しようとするならば，kāfir のもつ第一の重要な要素がまったく見失われてしまう（以上は，井筒，1972，1992 による）。

　アラビア語の原典を読んでいても，kāfir が出てくるたびに misbeliever と置き換えて理解してしまうならば，そこには理解どころか曲解しか生まれない。これを井筒は「無意識的翻訳」と呼んでいる。この無意識的翻訳の問題性を明確に自覚し，『コーラン』のキータームを，実際に使われているコンテクストにおいて，（無意識的な翻訳をしないで）原語で分析しようと試みた成果が井筒の *The Structure of the Ethical Terms in the Koran* (Izutsu, 1959) である。この書は井筒のイスラーム学者としての地位を不動のものにした（牧野，1972）。（余談になるが，C. G. Jung も，錬金術のテクストを読み解くうえで，同様の方法を用いている ［Franz, 1979］。つまり，錬金術のテクストに出てくる，たとえば「硫黄」を理解するために「硫黄」という言葉が出てくる箇所の一覧表を作り，その著者がどういう意味でその言葉を使っているのかを把握しようとしたのである）。

　このような「無意識的翻訳」は，医療現場ではしばしば生じているのでは

ないだろうか。たとえば眠れない，と訴える患者の話を聞きながら，頭のなかで，寝つきが悪いのか（入眠困難），途中でよく目が覚めるのか（中途覚醒），朝早く目が覚めてしまうのか（早朝覚醒）いずれなのだろうと思って聞いている場合，眠れないという訴えが医学的な概念に「翻訳」されている。このような「翻訳」は，医療を行ううえでは不可欠のものであるが，それが「翻訳」であることを自覚していないと，患者の語りは常に医学的な概念に翻訳されてしまう。常に無意識的に翻訳がなされるようになると，たとえば，隣の病室で亡くなられた方の家族のすすり泣く声が聞こえてきてそれから眠れなくなったなどの，眠れないという訴えの背後にあるいろいろな思いが耳に届かなくなる。「不安」にしてもそうである。医学的には，不安とは端的に「対象のない恐れであり，危険にさらされ自己の存在が脅かされたときに起こる情動である」と定義されるが，そのように置き換えられることによって，一人ひとりの異なる体験が，いわゆる「不安」という用語に置き換えられてしまう。

　そこで，「無意識的な翻訳」を行うのではなく，「原語」のまま理解することを試みてみたい。意味論的分析とは，そのための一つの方法論である。言葉の意味を正確に把握するために，ある言葉をそれに対応するような自国語に置き換えるのではなく，そのテクストのなかでその言葉が使われている文脈を一つひとつ検討して，その言葉がどのような意味を持つかを明らかにしようとするのである。具体的には，その言葉が使われている個所をテクストのなかから抜き出して，以下の七つの手がかりによって，その言葉が持つ意味を正確に把握しようとする（井筒，1972）。

　　ⅰ）語の正確な意味が，コンテクストからの説明によって具体的に明示されるとき。
　　ⅱ）ある語の意味が，その同義語によって明らかにされるとき。
　　ⅲ）対比関係によって語の意味がある程度までわかるとき。
　　ⅳ）意味不明な語Xの意味が，その否定としての非Xによって明らかとなる場合。

ⅴ）語の慣習的連関が意味を明らかにする場合。
ⅵ）対句によって語の意味関係が明らかになる場合。
ⅶ）道徳上の用語が，非宗教的，世俗的コンテクストで使われている場合。
（ⅶは，井筒の分析の対象が道徳概念であったため）。

　この井筒の方法は，語の意味を，「原典をして語らしめる方法」（牧野，1972）といえる。読み手の観念体系に引き戻して理解するのではなく，書き手の意図をそのまま理解するための方法論ともいえるだろう。臨床の場面では，患者が語る言葉を，医学的な概念に照らして，あるいは置き換えて理解するのではなく，言葉を語り手の文脈のなかで理解する，ということと重なる。これを「不安」について行ってみたいと思う。
　ここでは，ある肺癌の方の語りのなかから，「不安」という言葉が使われている部分を，前後の文脈もある程度添えて抜き出しながら，みていく。彼女の経過については別の著書（斎藤・岸本，2003）で述べたので，ここで繰り返し全経過を示すことは控えるが，誤解しないでいただきたいのは，筆者のほうから「不安」を話題にしたことは一度もないということである。彼女は癌も終末期に近い状態（肺転移が多数認められ，呼吸状態も徐々に悪くなっていた）で不安が強くなっているということで筆者の元に紹介されてきた。週1回の30分という枠組みを設定して亡くなられるまでの約半年間，彼女は毎週通われて，一度は無理と思われた仕事にも短期間ではあったが戻られた。話題は宗教のことから科学，建築，精神分析，家族や隣人との関係など多岐に及び，彼女が語られるままに聞かせていただいて，筆者はほとんど口を挟むことはなかった。記録は診療が終ったあとで筆者の記憶に頼りながら残したもので，テープなどは一切用いていない。そのような記録のなかから，たまたま彼女が「不安」ということについて語られた部分を，ほぼ時系列に添う形で示しながら，彼女が「不安」という言葉で語ろうとしていた思いがどのようなものであったのかを，描き出してみたいと思う。なお，カッコ内#の後のアラビア数字は面接回数を示し，ローマ数字は，井筒が意

味論的分析の手がかりとしてあげている七つの手がかりのどれに相当するかを示すものである。また，〈　〉内の言葉は筆者の言葉である。

6．不安の意味論的分析

　　最近までは安定していたのですが，昨日から，不安の波が押し寄せてくるような感じがしています。若いときにも一度うつっぽくなったことがありまして，そのときは底無しの沼にはまっていくようでとてもいやでした。そうなりそうな不安もあります。死が近づいていることはよくわかっていますが，あの落ちこみは辛いです。(#１)
　　不安は常にあります。遠くから足音が聞こえてくる，という感じです。不思議と昨日の夜は眠れましたが。(#１)

　ここでは，不安が「波が押し寄せてくるような感じ」，「遠くから足音が聞こえてくる，という感じ」というように，具体的に説明されている（ⅰ）。同時に，若いときの「うつっぽくなったとき」のことを「底なしの沼にはまっていくよう」と述べて，対比させている（ⅲあるいはⅵ）。このことから，彼女にとっては，不安は水平方向の，うつは垂直方向の感覚として感じられていることがわかる。もちろん，これは一般的にそうだといっているわけではない。彼女にとっては，不安がそのように感じられたということであるが，不安のこのような側面は，どの教科書にも書かれていない。彼女の語りによって始めて明らかになるものである。彼女自身が体験しているこのような感じを聞くことで，聞き手である筆者もその感じをともにすることが可能となる。ただし，誤解のないように繰り返すが，これは，筆者のほうから尋ねて明らかになったことではない。自然に彼女のほうから語られたものである。安易に治療者のほうから不安を話題にしたり口にすることは，かえって不安を強めることになる場合があることを知っておかねばならない。
　なお，「そうなりそうな（底なしの沼にはまっていきそうな）不安もあります」と述べているときには，垂直方向に落ちていくことに対する怖さ，と

いうほどの一般的な意味で用いられていて,「不安の波」とか「不安の足音」というときの「不安」とは少し意味合いが違うことがわかると思う。

　一人になると<u>不安</u>になります。だから,いろいろ考えたんですが,上司も理解してくださっていて,気がまぎれるならいるだけでもいいから来てもいいよ,と言って下さったので,今週は娘がいてくれるものですから,来週からいってみようかと。(#3)

　少し落ち着いてきましたが,一人になるとやはり<u>不安</u>なので,なるべく一人にならないようにしています。〈夜はどうですか?〉まあ眠れますけど,咳で起きてしまう。

　自分で努力して道が開けるときは怖くない。自分で努力してどうにもならないときは,胸が押しつぶされそうになる。叫びたくなる。叫んでも誰もいない,誰も助けにきてくれない。胸が押しつぶされそうになる感じ。たとえば病名を聞いたときですとか,そういうときにそんな感じになりました。(#6)

#3,#6では,不安が具体的に,つまり一人になることが不安であると,述べられている(ⅰ)。その一方で,努力して道が開けるときは怖くない(→努力しても道が開けないので不安),と対比的あるいは対句的に不安な感じが表現されている(ⅲあるいはⅵ)。そして,「胸が押しつぶされそうになる。叫びたくなる。叫んでも誰もいない,誰も助けにきてくれない。胸が押しつぶされそうになる感じ」と,不安な気持ちが具体的に述べられている(ⅰ)。同じ不安という言葉で表現されているが,#1の「波が押し寄せてくるような」という漠然とした感じではなく,より明確に述べられるようになった分だけ,「不安」がよく見えるようになり始めているともいえる。これは些細な変化かもしれないが,「不安」に対する感覚が変わり始めている兆しといえるかもしれない。実際,その後しばらくは,不安という言葉が彼女の語りのなかから消える。

　再び不安という言葉が語られたのは#14(#6の8週後)であった。#13

において,「検査の結果は,(骨に)転移していました」と骨転移がみつかったことが語られた。「少し落ち込みましたが,今は大分戻ってきました」とはおっしゃられたものの,その翌週（♯14）に久々に不安という言葉が彼女の口から聞かれたのは偶然だろうか。

　　今日は調子が悪いです。息が苦しい。……こんなに息が苦しいのは初めてのような気もします。このまま仕事に行くのは少しつらいと思います。でも,一人になると,それはそれで大変です。やっぱり<u>不安</u>。夕方に主人が帰ってくると安心します。主人がいるときが一番落ち着きます。土日は気が緩んでほっとする。ほっとするとよくない。このくらいの息苦しさは,土日ならよくありました。でも仕事が始まる月曜になると,戻っていたんですが,今回はだめです。病気がそれだけ進行しているということなのでしょうか。(♯14)

　内容的には♯3,♯6で語られたのと同じく,一人になるのが不安,ということだが,時系列のなかで眺めてみると,やはり骨転移が明らかになったことと無縁ではないと思われる。その一方,♯13で,初診のときに語られてからずっと話題とならなかった夢のことが久々に話題となった。このときに,「こちらに伺うまでは追いかけられる夢とか責められる夢が多かったのですが,そういう夢は見なくなりました。はっと夢で目がさめることもなくなりました」と夢のなかで怖い体験をしなくなっていることが語られていただけに,♯3や♯6で語られたのと同じような不安が戻ってきたことには,転移を告げられたことが少なからぬ影響を与えていると考えるのが自然だろう。さらにこの♯14では,息もかなり荒くなっていて,肺転移が進み,呼吸器症状が悪化したのではないかと筆者はかなり心配したが,ぎりぎりまでずっと話を聞き続けた。残り時間もあとわずかというところになって次のような話が語られた。

　　息苦しさには二通りあって,長距離を走ったあとのような酸素不足の

ような感じのときと，胸の奥で引っ張られるような感じのときとあります。今は引っ張られるような感じの苦しさです。(息が大分荒いので)〈呼吸器は今度いつになっていましたか？〉(と尋ねたところ) 30日です。正直に申し上げてもいいですか。呼吸器の先生は，事実をちゃんと話しておかなければというお気持ちだと思うのですが，話を聞くのが怖いです。呼吸器にかかるのが怖いです。(沈黙)。最近は痰に黄色いのとか少し血液も混じるようになりましたから，それは今度呼吸器にかかったときに話さなければと思っています。(沈黙)。入院するのも怖いです。〈そろそろ時間ですが，お薬はいつもと同じでいいですか〉。まだあるのでいいです。少し落ち着きました。息苦しさには精神的なものもあるのだろうと思います。ありがとうございました。

　骨転移も明らかとなり，病状の進行がうかがわれる状況で，呼吸もかなり荒くなっていたので，筆者は肺のほうの病状もかなり進行しているのではないかと心配になった。心配しながら，それでもぎりぎりまで聞かせていただいたのだが，やはり，身体的には外来通院は限界ではないかと思われて(聞き続けることに耐え切れず，と言うほうが正しいかもしれない)，「呼吸器の受診は今度いつになっていましたか」と口をはさんだ。ところが，即座に彼女は「正直に申し上げてもいいですか。……話しを聞くのが恐いです」と言われ，呼吸が楽になるような医学的な処置を求めておられたわけではなかったことに驚かされた。このような場面においてすら，ただ聞いてほしいということもあり得るのだと教えられた。さらに，彼女自ら，「少し落ち着きました。息苦しさには精神的なものもあるのだろうと思います。ありがとうございました」と言って帰っていかれたのである。この後も(途中で在宅酸素が導入されたとはいえ) 10週以上，外来に通われたのだから，わからないものである。

　今振り返ってみて，もし#12と#13の間に呼吸器の主治医より再発の告知がなされなかったら，#14であれほどの呼吸苦が生じていただろうかと考えてみると，もしかしたら，あそこまでの呼吸苦は出ていなかったのではない

か，という思いもかなりある。もし彼女が再発の事実も知らずに過ごしていたら，#14の面接はどのようになっていただろうか。筆者は彼女の語りに耳を傾けるなかで，癌患者の示す身体症状には，不安とか恐怖で上乗せされている部分が，かなりあるのではないかという目でも見るようになった。これは，精神的に脆いとかそういうことを言っているのではない。誰しも命があと僅かかもしれないと言われたら，不安にもなるし体調も悪くなるだろう。そのようななかで，いかに体調を整えて，安心できる状態を作り出せるかということを考えたいと思っているのである。本章の冒頭で「癌患者の心理を考えるうえで最も中心となる問題は，"恐怖"である」というBosnakの言葉を紹介した理由もそこにある。

不安と身体症状との関連については，彼女自身が，#15，#16で語っておられるので，それに耳を傾けてみよう。

　　相変わらず息は苦しいです。やっぱり<u>不安</u>です。夢を見ました。町内会で，恐竜が来るけど，害のない恐竜だから心配しなくていいという連絡が回ってきます。外に用事があって出かけると，本当に恐竜が来るのです。3メートルないくらいの高さで，それほど大きくありません。少し危険なところがあるからはやく家に入ろうと，娘と急いで家に戻ります。あと誰々が戻ってないと，確認して，呼びに行き，家族全員が家に戻ります。木造の家なので，ガラス越しに恐竜が見えて，もっと安全なところへ移ろうか，鉄筋の家のほうがいいのではないかと話しています。透明なガラスでカーテンもかかっていないので，恐竜がうろうろしているのが見えるので，家族でどうするか相談しています。(#15)

　　息苦しさがあるので，<u>不安</u>です。怖いです。死の恐怖感とどう付き合っていくかがこれからの課題です。死の恐怖に対処するにはお薬しかないですか。宗教は，この前も申し上げたように，小さいときからの信仰もないですし，苦しいときの神頼みでは……。だから，お薬しかないですか？　(#16-1)

　　呼吸器の先生は病気のことも知らないと，と説明してくださるのです

が，聞くと<u>不安</u>になって，不安になると症状が悪くなるので，聞きたくないです，とこの前言っちゃいました。(#16-2)

　ここでは，彼女自身が息苦しさと不安との関連について述べている。息苦しいから不安（#15，#16-1），という側面と，不安になると症状が悪くなる（#16-2），という側面と，両方が述べられていて，どちらが原因と一概には決めがたいことも心に留めておくべきだろう。不安は息苦しさの原因でもあり結果でもあるという言い方もできる。実際には息苦しさも不安も一塊となっていて，明確に分けられないのではないだろうか。こういうときに不安はありますかとか，息苦しいですか，と聞いていくことは，本来は明確に分けられない感じに，言葉というメスを入れて，切り刻んで理解することになり，彼女自身が感じている体験とずれていくことになるのではないだろうか。ずれるだけではなく，不安をさらに募らせることになるのではないだろうか。そういう感覚を治療者は持っている必要がある。
　同時に，#16では，「死の恐怖感」が「不安」と同義的に用いられている（ⅱ）。ところが，「夢では恐竜が来るけど害のない恐竜だから」と，恐竜に対する「恐怖（あるいは不安）」と「害がないから（怖がらなくてもいい）」と相反する思いが述べられている。不安・恐怖に対する感じ方に少し変化が見られることもわかる。
　緩和ケアのテキストには，不安の対処法として，病気のことがわからないと不安を増強するので，よく説明することが大事であると書かれている場合もある。しかし，彼女のように，聞くことで不安になるということもある。土居健郎の次の言葉は参考になるだろう。「言うまでもないと思うが，初対面の患者に向っていきなり，"あなたはここ（精神科）に来るのが怖かったんでしょう"などと切り出すのは，決して気持ちを汲んだことにならない。……精神科に来る患者の抱いている恐怖は，容易に言葉にならない恐怖である。したがって，察したつもりで面接者がそれを言語化してみても，患者を一層恐怖させるのが落ちである。……言語化できないでいる患者の心情をこちらも言語化なしに沈黙のなかに察するのが，気持ちを汲むということの真

義であると思う」(土居，1977)。癌の方々が抱えている不安にも同じような側面があるのではないだろうか。だから，早急な言語化を焦るのではなく，一歩引いて言葉を待つ姿勢が必要となる。筆者がDSMの診断体系に問題があると考えているのは，このような配慮がまったくなされていないからである。DSMに依拠して診断をするためには，いくつかの項目を聞いていく必要があるが，言語化することでかえって相手を不安にさせたり，怖い思いをさせたりすることがあることも知っておかねばならない。

　　私自身も，努力ではどうしようもできない，深い苦しみ，悲しみがあると思います。先週一度だけ落ち込みそうに思いました。<u>不安</u>とは違って，気分が沈んでくる感じ。昼間のお薬をいただいて，半日もたたないうちによくなりました。(#17)
　　<u>不安</u>になったときは，お薬を飲めばいいですか。昨日は午後から一人でうちにいたので，時間がたつのが長かったです。正月は子どもたちも帰ってくるのでいいのですが，そのあとが心配です。(#19)

＃17，＃19で述べられている不安は，すでに，＃1，＃3，＃6で述べられていることと重なる。彼女のなかでは，気分が沈んでくる感じと不安とは異なる感覚と捉えられていることがわかる。ただ，お薬を飲めばいいですか，と治療者に答えを迫るような感じが強くなっていることから，徐々に不安が強くなっていることがうかがわれたが，診察の終了の時間（30分という枠でお会いしていたので）が近づくと，「今はできる限り家で過ごしたいと思っています。どうしても家族のものが見れなくなったら，そのときはお願いします」と自分で話に区切りをつけて帰っていかれるということがしばらく続いた。

　　目を閉じると蛇が見えるようになりました。3匹ほどかたまっています。何が嫌いって，蛇ほど嫌いなものはなく，口に出すのも嫌いなくらいです。そういうときは，昔行った高山の，天国のようにきれいだった

お花畑のイメージを思い出すようにします。そうするとしばらくすると治まります。高山には蛇とか小さい虫はいませんから。小さいころ，田んぼのあぜ道で蓮華を摘んでいたら，何か動くものがあって，それが蛇だったのですが，すごく怖かった。それ以来蛇はだめです。〈見える蛇はどんな色ですか〉。グレーと茶色と，あと，茶色っぽいグレーと。茶色の蛇がいやです。あと，満月も嫌いでした。恐ろしい。不安になる前の日の夜は満月でした。(#20)

目を閉じると蛇が見えるようになったという彼女の体験は，果たして異常なのだろうか。薬物で治療すべき，精神医学的な症状なのだろうか。筆者には彼女がとても深い体験をしておられたように思われるのだが，そして，この蛇は，ある意味では不安の本体ではないかという感じも受けるのだが，いかがであろうか。以前は口に出すことすら嫌いなほどだった蛇のことが語れるようになったというのも，口に出せるだけの強さが出てきたと見ることもできる。さらに不安と満月との結びつきが語られる。このようなことが，科学的ではないとか，そんな馬鹿なことはありえないなどと決め付けてしまうのではなく，彼女の語りとして尊重していくという姿勢が大切になってくるが，これを下手に一般化することには危険が伴う。この類の話は，癌の方々の語りに耳を傾けていると，よく出てくるが，その聞き方により，その後の治療関係のあり方も大きく影響されると思われる。

不思議なのは，今のような状態で，気持ちが落ち着いていることです。以前のほうが死への恐怖とか，<u>不安</u>が強かったです。今は頭を空っぽにする技を身につけたからでしょうか。テレビは一日中ついていますが，やかましいのとかホラーものはだめで，NHKあたりがいいです。聞きたいときに聞くという程度ですが。それで一日すごしているのですが，今のあり方に満足しているわけではありません。貴重な時間を，もっと有効に使えたら，と思っています。(#22)

変わりないです。眠りがずれてきて，(午後) 10時ごろに床に入るの

ですが，寝るのは（午前）2時ごろです。（午後）10時から（午前）2時までの間が，一日のうちで一番目がさえています。でも，それで困っているわけでもないし，<u>不安</u>になるわけでもありません。（#23）

　#22，#23では，不安が遠のいた感じとなり，「以前のほうが死への恐怖とか，不安が強かった」と以前のことを少し距離をもって語れるようになってきている。「今は頭を空っぽにする技を身につけたからでしょうか」と不安が遠のいた状態を表現されているが，これは裏を返せば，不安の最中は，四六時中そのことで頭がいっぱいだったと察せられる（iv）。同様に，以前は夜間も不安だったことがうかがわれる。こういったことは，最初から聞いておけばいいのではないかと思われるかもしれないが，彼女自身，嫌いな蛇のことを「口に出すのも嫌い」（#20）と述べているように，口に出すことすら怖いこともありうる。不安が遠のいたときに初めて語られる話というのもある。そこから，ようやく，不安だったときの状態を推し量ることができる。このようなことは，臨床場面ではしばしば見られる。
　彼女は#25で，食事が取れなくなってきたからと自ら入院を希望され，入院となった。入院後は病状が徐々に進行して話すこともままならいような状態で，ときどき筆談される程度になっていったが，表情は落ち着いて，呼吸苦の訴えもほとんどなく，夜も眠れる日とあまり眠れない日とが半々くらいだった。入院されて約1カ月後に，家族に見守られるなか，眠るように息を引き取られた。

　井筒の意味論的分析の手法を用いて，彼女の「不安」を描出してみた。このように記述してみると，彼女が感じておられる不安が，ある程度実感されてくるのではないだろうか。実際には，このような感じは，聞いていくうちに徐々に明らかになってくるもので，最初からわかるものではない。一言で不安といってしまえばわかったような錯覚に陥るのだが，感じ方は一人ひとり異なるので，簡単にわかったことにしない，という態度が必要である。
　ここでは，継時的に語られた言葉を，同時的に与えられた一つのテクスト

とみなし,「不安」という言葉が語られている部分を抜き出して分析した。これはいわば,スタティック（静的）な分析である。これを時間の流れに沿って置きなおし,ダイナミック（動的）な観点から概観すると,最初は「波が押し寄せてくるような感じ」,「遠くから足音が聞こえてくる,という感じ」など,漠然としていたものが,「一人になると不安」,努力しても道が開けないので不安というようにやや状況が明確となる。さらに,夢のなかで害のない恐竜だからと,対象の姿が見えると同時に,「害のない」と,その捉え方にも少し変化が現れ,それからしばらく経った後で「不思議なのは,今のような状態で,気持ちが落ち着いていることです。以前のほうが死への恐怖とか,不安が強かったです」と,不安が軽減している。このように,ひたすら話を伺うなかで,不安が変化していくわけである。「死の不安」という言葉がしばしばごく気軽に使われるが,彼女が「死への恐怖とか不安」という言葉を初めて使われたのが,筆者がお会いし始めて22週目であったことの重さを知っておく必要があるだろう。言葉の問題については,第8章で改めて論じてみたい。

第3章　抑うつという疾患概念

1．ヘレンはうつ病か？

　抑うつに関しても，基本的な姿勢は適応障害のところで論じたことと変わらないが，いわゆる「うつ状態」・「うつ病」については，それに比較的特異的とされている，抗うつ薬という「治療法」があるので，少し検討しておく必要があるだろう。しかしその前に，うつ病という疾患概念について検討しておきたい。『ナラティブ・ベイスト・メディスン』（Greenhalgh & Hurwitz, 1998）には，次のようなケースが紹介されている。癌のケースではないが，うつ病という疾患概念を考えるうえできわめて示唆的なので，ここで取り上げてみたい。

　　ヘレンは70歳代半ばの女性である。彼女は高血圧症で毎月私の外来に通っている。しかし，たいていは血圧に関しては早めに切り上げて，他に重要な話題について話した。ヘレンは約10年前未亡人になり，すぐに，姉に同居しようと申し出た。ところが，不幸なことに，姉はアルツハイマー病の症状を示すようになった。以来数年にわたって，ヘレンは責任感と，姉の欲求に答えていたら自分の健康を損なわれるという意識に引き裂かれていた。彼女は現状を保つために戦い，不十分な福祉制度に対して一緒に戦うこともあった。
　　結局2年前にヘレンの姉は養護施設に移り，最近亡くなった。ヘレンは，姉が存命の間，毎日見舞いに訪れていたが，姉は寡黙になり，排尿

も排便も失禁状態となり，誰も認識出来なくなっていた。このことから，私の診察が単に彼女の血圧を測るだけではなかったことが判るだろう。ヘレンの深い悲しみについて，それを和らげることについて，私たちは話し合った。姉を施設に移したという罪悪感は今も彼女の頭のなかに残っていたが，誰がそうせずにいられただろうか？ それに加えて，彼女は自分の人生を空費したのではないかという強い思いに苛まれていた。ヘレンは何ゆえ，未亡人になってからも必死に働かなければならなかったのか？ そして何ゆえに今，彼女は自分自身の疲れきった憂うつな老齢を迎えなければならないのか？ (Launer, 1998)

このケースに対して，著者のLaunerは以下のような問題があると論じている。

　　現実の世界で働く一般診療医として，筆者が取り組まなければならない問題が一つある。それはヘレンが「うつ病に罹患しているのか？」ということである。私がヘレンの物語から個人的に読み取ったことを，予め決められた疑似科学的な精神医学診断の雛型にどう当てはめれば良いのか？ 一般診療医は，あらゆる医師と同様，診断をつけなければというプレッシャーを感じている。そこには，教育上の圧力，上級医や，われわれを責め立てる医学雑誌や，「うつ病に負けるな」と叱咤する王立大学のような学会からの圧力もある。しかし診断とは，実際には言語的に構成されたものに過ぎず，医師のニーズには合うものの，他者のニーズをまったく満たさない場合も多い。思慮深く使えば，患者を救うために医師が取り決める有用な約束事だが，そうでなければ，医師の不安をごまかす道具にもなりうる。さらに診断によっては，医師の認識と一致しない患者の物語は無視されるかも知れないのである。
　　……強調しておきたいのだが，ヘレンを心因反応性うつ病と診断することに反論するつもりもなければ，まして抗うつ薬の投与を否定するつもりもない。しかし，もし筆者がそうするときには，最大限に協力的な

態度でそうしたいし，彼女の物語における彼女自身の視点にふさわしい提案を探していきたいと思う。そしてもし，彼女が判断を筆者に委ねた場合，例えば「先生，お薬を飲むべきでしょうか」と尋ねてくるようなときにはそれも考慮すべき物語りの一部として対応すればよいのである。(Launer, 1998)

　このLaunerの姿勢は，先に紹介した「精神障害ではないと考えよ」，「分類をしてはならない」という「災害時のストレスマネジメント」の基本姿勢と重なる。うつ病だとすぐに分類・診断してしまわないで，患者の話に耳を傾けながら，患者の語る物語り全体を尊重しながら，そのなかに必要に応じて薬物療法も位置づけようとしている。筆者は，このLaunerの姿勢に共感を覚える。
　確かに，「"生命を脅かされる重大な疾患に罹患しているのだから，抑うつは当然の反応である"と安易に了解され見過ごされてしまう」(佐伯，2000)危険性は十分認識しておかねばならない。うつ病でない患者をうつ病と診断して必要のない治療を始めてしまうことのリスクと比較して，うつ病の患者をうつ病でないと診断して治療を行わないことのリスクのほうが大きい，とする指摘(Cassem, 1990)や，重症になる前の初期の段階で診断し，積極的に治療することが望ましいという見解もある(Billings & Block, 1995；恒藤，1999など)。これらはいずれも，抗うつ剤の恩恵を前提としての主張であり，ここでいう「(積極的な)治療」とは，薬物療法のことであろう。しかし，軽症の抑うつを「適応障害」，より重症の抑うつを「うつ病」と診断して，抗うつ剤の投与と定型的な支持的精神療法によって対応するのがよいとする見方はあまりに単純な見方ではないだろうか。
　NBMの立場から見れば，Launer (1998)がいうように，診断とは「言語的に構成されたもの」にすぎず，「うつ病だから抗うつ剤を飲んだほうがいいですよ」というのは，医療者の側の「物語り」であって，それがそのまま患者の気持ちに添うことになるか，患者の助けとなるかどうかは，よく吟味しなければならない，ということになるだろう。うつを診断するために，

（たとえ質問紙という形であっても）診断的な問い（たとえば，気分が落ち込んでいますか，死にたいと思ったことはありますかなど）をすることそのものが，すでに患者の気持ちから離れてしまう可能性もある，という自覚も必要である。この点については第2章でも触れたし，後で「診断と見立て」という観点から詳しく論じたいと思うが，「疑似科学的な精神医学的診断の雛形に当てはめる」前に考えておくべきことがあるのではないだろうか。自閉症を世界で最初に報告した小児精神科医，Leo Kannerも「患者をよく理解し，何が本当に問題なのかを見定めるまで，患者の主訴に対して診断を下してはならない」と，医学生によく言ったそうである（Lown, 1996）。

このような基本姿勢の問題とは別に，現在診断のために用いられているDSMの概念そのものにも問題がある。これは薬物療法の効果とも関連してくることであるので，次節以降，うつの疾患概念について検討しておきたい。

2．DSM-IVの「大うつ病性障害」

まず，DSM-IV（American Psychiatric Association, 1994）の大うつ病性障害の診断に用いられる大うつ病エピソードの診断基準を見てみよう。

1）ほとんど毎日の抑うつ気分
2）ほとんど一日中，すべてまたはほとんどすべての活動における興味・喜びの減退
3）体重減少，あるいは増加（1カ月に5％以上の変化），食欲の減退または増加
4）不眠，または睡眠過多
5）精神運動性の焦燥または制止
6）易疲労性または気力の減退
7）無価値感，または過剰であるか不適切な罪責感
8）思考や集中力の減退，または決断困難

9) 死についての反復思考, 自殺念慮, 自殺企図, 自殺するためのはっきりした計画

　これらのうち五つ以上（うち, 1) か2) を最低一つは含む）が一定期間続くと, 大うつ病エピソードと呼ばれ, その経過によって気分障害の下位分類がなされていわゆるうつ病の診断がなされる。症状がそろわない場合は, 「抑うつを伴う適応障害」という診断となることが多いと思われる。いずれにせよ, 見てお分かりのように, 症状がそろうことで診断がなされる。これらのうち, 体重減少や睡眠障害などは癌そのもの, あるいは治療に伴って生じてくることも多いので, これらの項目は適切ではないとして, これに代わる診断基準も提唱されているが, 基本姿勢は変わらない。

　さて, 当然のことだが, 発熱の治療は原疾患によって異なる。肺炎であれば抗生剤が必要だし, 結核なら抗結核剤, ウイルス感染症であれば対症療法を行いながら経過観察となるだろう。悪性腫瘍に伴う発熱なら話はまた違ってくる。それぞれの原疾患に応じて治療法は異なる可能性は十分ある。現在盛んに用いられているDSM-IVは, 操作的診断法と呼ばれ, 主要診断項目と呼ばれるいくつかの症状が揃うことで診断がなされるため, その診断の手軽さから統計には汎用されるが, 病態の異なる多様な疾患単位が一つの診断基準に包含される可能性が多分にある。抑うつの簡便なスクリーニング法として, 種々の質問紙による検査がなされ, これに基づいて抑うつの判定がなされることも少なくないようだが, 本来は異なっている種々の状態が, 症状がそろえば, 等しく, 「抑うつを伴う適応障害」もしくは「うつ病」と診断される可能性がある。これを中安（2002）は端的に「成因への考慮なき治療がありうるのか」と表現して, 操作的診断に対して大いなる疑問を表明している。操作的診断の功罪についてはさまざまな立場からの議論があり, 最近でも『精神科治療学』誌上で, 功と罪のそれぞれの立場からの論考が掲載されている（佐野・野村, 2002；中安, 2002）が, 筆者自身は, 治療的な観点から, DSMの操作的診断には多分に問題があると考えているし, 抗うつ剤

の有効性という観点からも，これらの症状に基づく操作的診断で果たしてよいのだろうか，と疑問に思っている。この点について考えるために，筆者の経験をもとに，DSM-IVの大うつ病の診断基準を満たすいくつかの仮想的な事例を挙げて検討してみよう。

事例1

58歳，女性。乳癌と診断されて，手術は無事成功したが，術後経過は順調であるのにもかかわらず，気分はふさいで，無気力，無関心，不眠がちで，食欲もなく，食事もほとんどとれていない。彼女は，5人姉妹の4番目。すぐ上の姉が1年前に癌でなくなっていた。3カ月ほど前に，2番目の姉が心配になって病院に受診したところ，偶然癌が見つかって手術を受けることになったと聞き，自分の胸を触れてみたら，しこりが触れるのに気がついた。まさかとは思ったが，調べてもらったら自分も乳癌だとわかったという。姉が亡くなった姿を見ているので，主治医にいくら大丈夫だと説明されても，どうしても心配になってしまうとのことだった。もともと，神経質な性格で，薬を飲むのは嫌いだった。風邪をひいても，薬を飲むことはめったになかったという。

事例2

61歳，男性。大腸癌と診断されて，手術は無事成功したが，術後経過は順調であるのにもかかわらず，気分はふさいで，無気力，無関心，不眠がちで，食欲もなく，食事もろくにとれていない。定年となって，自分の時間が持てるようになり，好きな旅行をいろいろ計画していた矢先の発病だった。元来几帳面な性格で，責任感は強く，職場では信頼されていた。手術が終ったら，頓挫していた旅行の計画を実現したいと考えていたが，仕事で無理をしたことが病気の原因ではないか，とか，やたら過去の行動をチェックするようになり，その一方で，あれもしなければならない，これもしなければならない，と気持ちが焦るようになり，何も手につかなくなったという。

事例3

56歳，女性。子宮癌と診断されて，手術は無事成功したが，術後経過は順調であるのにもかかわらず，気分はふさいで，無気力，無関心，不眠がちで，食欲もなく，食事もろくにとれていない。彼女は長男夫婦と，孫2人と5人暮らしで，ご主人は数年前に亡くなっておられた。お嫁さんとの関係はあまりうまくいってなくて，お嫁さんが孫を叱る口調が厳しく，それを聞いていると自分が叱られているようで喉が詰まってくる感じがするということだった。退院して，またあの声を聞くかと思うと，憂うつな気分になるとのことだった。

これら3例には，「憂うつな気分」「無気力」「無関心」「不眠」「食欲不振」などの症状が共通してみられ，それが，大うつ病という診断の根拠となっている。これらの症状が共通しているという点では，同じ診断名が与えられることも一応，納得がいく。しかし，背景はすべて異なる。事例1の場合，姉が癌で亡くなる姿を見ておられるので，死の恐怖が一段と強く感じられることには異論がないだろう。この場合には，抗うつ剤で気分を持ち上げることを焦らず，語りに耳を傾けていくことのほうが大切だろう。事例2の場合は，定年，発病，手術，とめまぐるしい状況の変化に適応しきれずに気持ちばかり焦っている姿が眼に浮かんでくる。これは，後で述べる笠原・木村の1型に相当すると考えられるので，抗うつ剤が助けとなる可能性がある。これに対して事例3では，家族内の葛藤を念頭においておく必要があるだろう。こういったさまざまな背景の違いを無視して，等しく，うつ病と診断してしまってよいのだろうか。薬物の効果も同様に期待できるものなのだろうか。

うつの分類にはさまざまなものがあるが，DSM-Ⅲが出現する前に，わが国では笠原・木村の分類（笠原・木村，1975）が提唱された。これは，症状だけではなく病前性格，発病状況，治療への反応などを総合的に判断して分類しているところにその特徴があり，抗うつ剤治療に対する反応も病型に

よってかなり異なるとされている。臨床家の間には広く受け入れられた分類である。DSM が汎用されるに及んで，この分類はあまり用いられなくなっているが，臨床的な観点からは非常に有用であると思われるので，次節でこの分類を見てみたい。

3．笠原・木村の分類

「多くの精神科医が重大な混同を犯している。この混同は，単に精神病理学的な諸問題の考察にとってだけでなく，精神疾患の生物学研究にとっても，さらには患者の治療にとっても，かなり重大な，ときには致命的ともいえるほどの障碍をもたらしうるものである……。その混同というのは，うつ状態（これは症状概念である）と，うつ病（これは疾患概念）の混同，また同様に，躁状態と躁病の混同のことである」と木村（1981）は警告する。現在，癌患者に限らず，うつという概念があまりに多用されていて，抗うつ薬に過度の期待を抱く一因となっているが，木村の立場からすると，症状を重視する DSM は，まさにうつ状態とうつ病とを最初から混同していることになる。これに対して，笠原・木村の分類ではこのような点に配慮がなされているといえる。

　この分類原理の主な特徴は二つある。一つは，「病前性格―発病状況―病像―治療への反応―経過」を一つのセットとして「うつ状態」の分類を試みていることである。これによって従来の単因子による分類の曖昧性・恣意性を可能な限り払拭しようと試みている。

　もう一つは心的水準論的見地を加味していることである。各亜分類に対して，心的水準の低下の度合いに応じていくつかの段階を設定している。たとえば，神経症レベルにとどまるもの，精神病水準が混入するものなど。これによって，従来の「平面的構成」を「立体的構成」に変えようと試みている。

　この笠原・木村の分類ではⅠ型からⅥ型まで，六つの病型に分類されているので，簡単に順を追ってみてみよう。

Ⅰ型は，メランコリー親和型性格（Tellenbach）あるいは執着性格（下田）を病前性格に持ち，状況の変化（転勤，昇進，家族成員の移動，身体的疾患への罹患，転居など）に適応しきれずうつ状態を呈するもの。抑うつ，焦燥，自責，自殺念慮，内的抑止，といった精神症状（日内変動を伴う）と，早朝覚醒型の睡眠障害，食欲低下，体重減少，頭重，口渇，便秘，心窩部圧迫感などの身体症状を伴う。薬物への反応は良好である。体型はどちらかというと細長型が多い。

　Ⅱ型は，「循環性格（Kretchmer）を基礎とし，ふつう明白な発病状況なしに，躁・うつ両相を周期的に反復するもの」である。抗うつ剤への反応はⅠ型ほどよくない。体型は肥満型が多い。

　Ⅲ型は，「未熟依存的自身欠如的な性格の上に持続的に葛藤状況（主として対人的葛藤）が加わって生じるうつ状態」で，Ⅰ型のように一連の症状を完備せず，「依存的，誇張的」で，その他の神経症症状を併せ持つ。自責傾向は少なく，他責的傾向がある。抗うつ剤は無効である。

　Ⅳ型は，「分裂病質あるいは類似の性格者か青春期の困難を背景にして示すところの躁うつ状態」で，「躁うつ病の仮面をかぶった分裂病という意味で偽循環性分裂病（pseudocyclothymic schizophrenia）とよんでよい状態」である。病像はうつ病像としては非典型的で，アクティングアウトを繰り返したり，自己アイデンティティが拡散して，無気力が目立つ。抗うつ剤の効果は仮にあったとしても一時的で，根本的な改善はもたらさない。

　Ⅴ型は，「病前性格に関係なく悲痛な体験への一過性の反応として生じるうつ状態」である。意識水準の低下の度合いに応じて細分類されているが，いずれも抗うつ剤は無効である。

　Ⅵ型は，その他のうつ状態。症候性うつ状態とか医薬原性うつ状態（たとえばインターフェロンによるうつ状態がこれに相当する）のように明白な身体的基盤を持つもの，老年性変化が基盤に推定されるもの，その他分類不能のものなどが想定されている。

　木村の立場からは，Ⅰ型とⅡ型がうつ病と呼ぶにふさわしいということに

なるだろう。木村は，混同を避けるため，メランコリー型うつ病（笠原・木村のⅠ型に相当），両極型躁うつ病（笠原・木村のⅡ型に相当）という名称を用いている。それ以外の病型に対しては，抑うつ神経症，境界例の躁うつ状態，統合失調症圏の躁うつ状態など，慎重に「うつ病」という用語を避けて呼んでいる（木村，1990）。

　この分類によると，抗うつ剤が有効であるとされるのは（うつ病という名称が真にふさわしい）Ⅰ型，Ⅱ型のみである。それ以外の病型には抗うつ剤が無効とされている。この点については議論が分かれるかもしれないが，笠原・木村の分類は，名古屋グループ（名古屋大学，名古屋市立大学）を中心とする，10年以上の臨床研究と4年にわたる臨床的検証がなされた成果の一つであり，豊富な臨床経験が反映されているもので，一考に値する。限られたものではあるが，筆者の臨床経験も概ねこれに合致する。

　DSMの診断基準のみを採用し，絶対視している限り，このようなことは議論の的にすらならないのだから，木村・笠原の分類は，少なくともDSMの観点を再考するきっかけにはなるだろう。DSMの立場は，発病状況などを問わず，同様の症状を示す塊を一つの病気とみなしているわけだが，このような観点は，本来は病人を離れては存在しない病気を対象化し，病人を離れて独立に存在するものであるかのごとき印象を与える可能性がある，という土居（1983）の批判もある。「分裂病にせよ躁うつ病にせよ，すべての病名は理論的構築物であることを知る必要がある」のに，実体化してしまう，というわけである。DSMの立場は，何か細菌に感染するかのように，うつという病気が取り付いたものと考えるような立場ということができるが，果たしてそう単純だろうか。

　これに対して，笠原・木村の分類では，うつを，病前性格，発病状況，素質，自我の強さなどさまざまな要因が絡み合ったものとして捉えようとしている。そのような観点から見るとき，抗うつ剤がもっとも有効なのはⅠ型とⅡ型であり，それ以外の病型では抗うつ剤の効果が疑問視されているのである。もしこの分類に従うなら，癌に伴う抑うつの多くは，悲痛な体験への一過的反応として生じるうつ状態ということになり，抗うつ剤の効果が期待で

きるのは，下田の執着性格とかテレンバッハのメランコリー親和型性格を病前性格に持つものが環境の変化（癌の発病とか入院）に適応しきれずうつ状態を呈する場合，あるいは，循環性格を基礎として躁うつを周期的に反復する既往のあるものが病相のエピソードを呈する場合，ということになるだろう。笠原・木村の分類に従うなら，癌患者が呈するいわゆるうつ状態に対して，抗うつ剤の効果が期待できる症例はかなり限られたものになる可能性がある。これらのことは，DSMの分類に立つ限り，決して見えてこない部分であり，どれほど統計的に検討されたとしても，その前提となる分類に問題があるとすれば，そこから出てくる結論には懐疑的にならざるを得ない。

　今ひとつ重要なのは，彼らが，単一精神病的見地をとりいれて，個々の類型のなかに，心的水準低下の度合いに応じて生じうるいくつかの段階を設定していることである。これを，Ⅴ型を例にとって説明してみよう。Ⅴ型は次のような亜型に分類されている。

　　　Ⅴ－1　正常な悲哀の度を著しく越えない程度の抑うつで，不眠，食欲低下以外の著明な症状を欠き，ほとんど数週間で自然に回復する。
　　　Ⅴ－2　神経症レベルの異常悲哀反応。身体的には不定の愁訴が，精神的には抑うつ抑止というより無気力無感動が長期にわたり病相性の動揺を示さずに一定の度合いで持続する。悲痛体験の直後に内的外的理由によって正常悲哀反応の生じなかった場合に起こるといわれる。
　　　Ⅴ－3　精神病レベルの症状が混じる場合で，精神運動性症状が中心となる。

　DSMでは，その度合いに応じて「抑うつに伴う適応障害」とか「うつ病性障害」と異なる診断が与えられることになるが，笠原・木村の分類では，それは程度の差であって，悲痛な体験に伴って生じるという点で区別はされない。彼らの立場からすると，抗うつ薬の適用は，うつの重篤度ではなく，病前性格，発病状況などを総合的に判断して決める必要があるということになるだろう。

DSMはあくまでも，統計的な便宜のために症状を重視する一つの分類に過ぎないのであって，唯一の正しい分類などではないということを知っておく必要がある。それを十分認識しておかないと，DSMを用いて患者の症状を記述することが科学的で正しいことだと錯覚してしまう恐れがある。笠原・木村の分類は，少なくともDSMを相対化し，再検討するきっかけにはなるのではないだろうか。

　笠原・木村の分類の立場に立つとしても，抗うつ薬の恩恵を被ることのできる患者を見過ごすくらいなら，冒頭に紹介した，早期に抗うつ薬を投与しておくほうがよいのではないかというCassem（1990）らの主張に従うほうがよいという意見もあるだろう。このような姿勢についても，いろいろな問題があることを，薬物療法一般に関わる問題（第9章）のところで検討したい。

第4章　せん妄と意識の水準

1．せん妄か？　それとも深い体験か？

　本章では，いわゆるせん妄を取り上げる。「いわゆるせん妄」と述べたのは，外的にはせん妄と記述されるような状態でも，それを体験している当の本人にとっては深い体験をしているということがあり，これを精神医学的な病的状態としてだけ捉えるのが果たして適切かどうか，という疑問があるからである。まず，いくつかの実際例を示してみたい。

　最初は前著（岸本，1999）から引用させていただく。光田さん（仮名）という急性白血病を患っておられた女性が，骨髄移植の2日前の夕方から様子がおかしくなった。何かに憑かれたような表情で「今もほら，どうして看護師さんがたくさんいるの。O先生も。あ，O先生，いなくなっちゃった。ほら，いろんなものに見られているよう。蛇やお化けや怪物に。もっときれいな夢もあった。お釈迦様がきれいな椅子を用意してくれて，そこに座りなさいと言われるが，向こうには行きたくないから，いいですと断った……」といろいろなものが見えているようで，コミュニケーションがとりづらくなった。無菌管理中ということもあって，鎮静剤を点滴してそのまま寝ていただいたのだが，翌日も人が変わったような表情で，生気がない。「先生の顔が怖い。看護師さんも見るものすべてが怖い顔に見える。ずーっと見られているような気がして……。今日は何でこんなにいろいろ見えるんだろうね。赤ちゃんの顔が老人になったり，怖い顔になったり……。分かった，これは実

験なんだ。先生もあっちでいろいろ監視しているんでしょう」。翌日に移植を控えており，無菌室から出てしまうことは致命的になる可能性があったので，抗精神病薬の投与も行ったが，語られることは特に否定もせずそのまま聞かせていただき，可能な限り傍にいるように心がけた。ご主人さんも付き添ってくださって，少し安心されたようだが，被害的な内容の語りが続いた。

　骨髄移植当日。睡眠が十分取れて，すっきりした表情で，抜けていた魂が戻ったような印象を受け，これなら大丈夫と直感した。筆者は無菌室で処置をしながら，次のような話を伺った。「昨日は一日中夢うつつで，夢だか現実だか分からないくらい。先生は存在感がなくて声だけ聞こえた。右手に注射器，左手に点滴を持つ。先生に注射，注射……，点滴，点滴……，と繰り返して言われるので，注射持ってる，点滴あるよ……と言って右往左往。皆に挨拶して出掛ける。流れがあってそれに逆らえなくて流されて行く。高い岩場から落ちている滝を見ればいい，と言う声がするのだけれど見れないのよ。そのうち天国の入り口に来たけれど追い返されて。今度は鍾乳洞のようなところを進んで行く。私は胃か腸のなかのように思ったんだけれど。赤と白の縦縞が２本，交互に並んで壁のようになっている。その間を，あっちじゃない，こっちじゃないと言いながら，薬，薬，薬……，飲んだ，飲んだ，飲んだ……，と答えながら進んで行く。途中に天井の高い広場に出て，明るい光のなかに人形があって，よく見るとお釈迦様のように見える。その顔を書けと言われるけど書けない。点滴，点滴と繰り返す先生の声がずっと聞こえている。そのうち私の出口からやっと出る。今度は弟（実弟で骨髄提供者）の出口に行って弟を待ち，そこで白血球を受け取ればいいと思う。すぐ側に半円のドームがあって，そのふもとは地獄。そこに連れて行かれそうになったけど，嫌，生きなくちゃならないから，と言う。川のこっち側で，先生や看護師さんがこっちにおいでと言ってくれる。……自分を見つめろ，という声がするが，どうすればいいかわからないと言うと，仕方がないなあ，こうやってやるんだよと，空に星がキラキラ光っているイメージで怒った顔や笑った顔やいろいろな顔が見える。そのうち，観音というか仏様とい

うか，そんな茶色の像が出てきて，ぱーっと光を放って合掌している。そういう夢を見ていた」。

光田さんは外的にはせん妄・幻覚と記述されるような状態のなかで，臨死体験に匹敵するような深い体験をされていたことがこの語りからわかる。骨髄移植がまさに死んで生まれ変わるほどの大変な体験であることを教えていただいた。

次は，癌ではないが，クリストファーという男性がAIDSに罹りカリニ肺炎を発症して入院した。人工呼吸器が装着されたが，彼は意識が朦朧としたままで挿管チューブを自分で引き抜こうとして，看護師が慌てて抑制した。あとで意識が戻ったときに，彼は次のような夢を報告した（Bosnak, 1989）。

最初に，「大変，彼が引き抜いてしまった」という誰かの声がしたのを覚えている。大きな，病院のような建物のなかの一室で目が覚める。長窓が二つ，それとドアが左手にある。病院の古い金属性のベッドに私は寝ている。背後には，［白色と黒色の］中間の顔色をした人物が寝ている。イタリア人だろうか，いずれにせよ私より色が黒い。われわれの枕元に，50センチくらいの高さの，ゴムのような，湿った，軟骨みたいな，8の字型の生命維持に必要な臓器がある。それは私たち自身の体から取り出されたものだ。ベッドの枕下には血液の入ったボトルがあり，そこから管が出ていて，一本は私に，もう一本は彼につながっていた。管は両方とも，「彼女」［8の字型の臓器］のほうに向かって伸びていた。部屋は対角線で二つに仕切られていた。部屋のもう一方の側に血液の管が伸びている。そこにはマリリン・モンローの写真が飾られている。小さなライト付きの張り出しがその写真を覆っているのは，スターの彼女にふさわしい。血液の管のバルブを適当な方向にひねれば，彼女か私のどちらかが死ぬだろう。うまくやれば彼女が死ぬだろう。私は生きたいと強く思った。彼女はすでに自殺しているのだから，生きること

にこだわらないはずだ。私はバルブに手を置いて混乱する。私は生きたいのだ。部屋の彼女のいる側が夜のように暗くなった。私の背後の男はほとんど虫の息だった。

外から見れば，挿管チューブを引き抜こうとした混乱した患者ということになるかもしれないが，彼自身は，生命維持に必要な8の字型の臓器を体から引き抜かれ，自分の生死を決する決断を迫られるという深い体験をしていたのである。この体験が彼にとってどれほど大切なものだったかは，原著を参照していただきたい。

今度は絵を見ていただきたい。彼女は腹部悪性腫瘍をわずらっていたが，抗癌剤治療や放射線治療を繰り返し行いながら3年以上頑張ってこられたものの，病状は進行して治療が難しい状況になってきた。入院中に気管周囲に出血を起こし，気管内挿管を行って人工呼吸器管理を数日行った後に抜管できたが，抜管して数日後，彼女がまだ個室にいたころに，いろいろなものが見える，とパニックになられた。このときはかなり混乱が強く，この部屋は夜になると変な人がたくさん出てきちゃうので怖い，看護師さんがずっといてくれるわけではないし，部屋を移りたい，と言われて，相部屋に移られた。精神医学的にはせん妄といっていい状態だった。

このようなエピソードの後，しばらくしてから描かれた絵は，それまでの絵とまったく次元の異なる印象的な絵であった（図3）。浮遊する島の上方には石柱が円をなして立てられており，ストーンヘンジ（巨大石柱よりなる四重環列。イギリスの旧石器時代の遺跡），あるいはウッドサークルのような外観を呈している。島の下方にもやはり石柱（あるいは木の柱）が同じように円をなして立てられている。上方の石柱の中央には三角柱の両端が尖って三角錐をなしている透明な物体が浮遊して，ピンクの炎がそれを取り巻き，下方には青い珠とそれを取り巻くオレンジ色の炎が描かれていて，上下対称的になっている。そして翼を持った天子と天女がその周りを旋回している。天子・天女の持つ杖の先にはそれぞれ青い珠と赤い珠が光っている。こ

第 4 章　せん妄と意識の水準　51

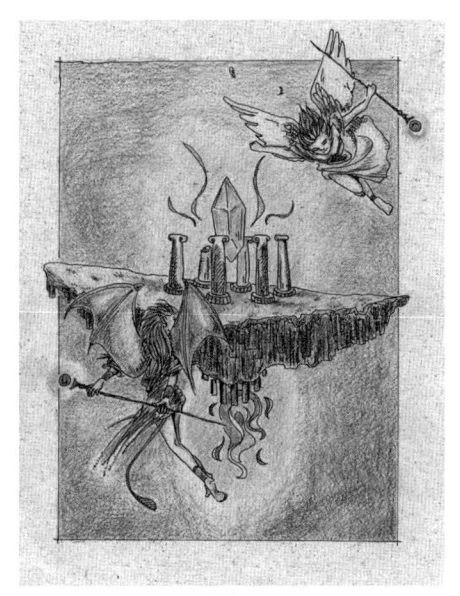

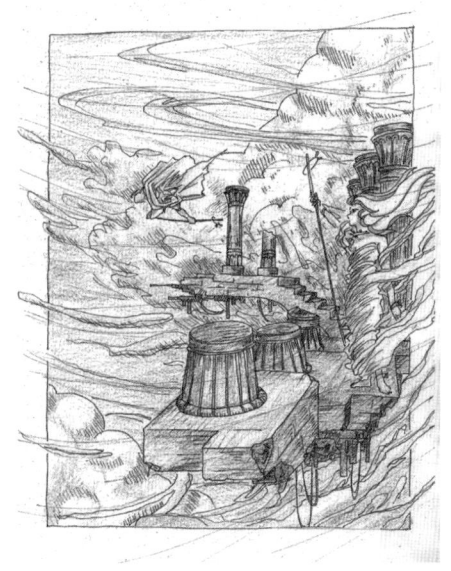

図 3

図 4

れに引き続いて描かれた絵（図4）も同様の趣を携えていた。ギリシア風の石柱が立つ石の梯子が一部崩れ落ちながらも空中に浮かび，図3と同様の天女（ただし翼はない）が杖を高く掲げて風を呼び起こしているかのようである。少し向う側にやはり図3に出てきたのと似た天子がこちらに向かって飛んできている。

　彼女は絵で表現する力があった方なので，外的にせん妄と記述される状態のなかでどういう体験をしておられたかが視覚的な映像としてよく伝わってくる。

　このように，精神医学的に「せん妄」と呼ばれるような状態は，必ずしも病的で異常な状態とは言えず，内的には深い体験をしておられる可能性もある。この問題に対して，筆者は，意識の水準という観点から迫ってみたいと思う。

2．存在世界の変貌

　癌の方々の話を伺ううちに，われわれとは少し異なる形で世界を体験しておられる場合があるのではないかと感じるようになった。先に引用したような劇的な例でなくても，見慣れた風景を前にして，非常に鮮明な景色に見えたり，なぜか涙が出たり，あるいは，まったく現実感のない風景に見えたりする。存在世界そのものの変容をうかがわせるような語りは，癌の方々の語りにはしばしば聞かれる。ちょうど，世界に昼と夜とがあり，昼の風景と夜の風景とが異なるように，われわれの体験している世界と，癌の方々が体験しておられる世界との間には，昼と夜ほどの違いがあるのではないかと感じるようになった。風景の明るさや透明度に違いがあるといってもいいだろう。たとえば，木の話をしているときに，語り手が夜の木をイメージしているのに，聞き手が昼間の木をイメージしながら聞いていたとすると，相手の話に添って聞いているようでありながら，そこにはまだ大きな懸隔がある。あるいは，一方が非常に鮮明な姿を見ているのに，他方がぼやけた姿しか見えないならば，やはりそこにはまだ大きな開きがある。だから，風景の明る

さや透明度にも配慮しながら話を聞いていく必要がある。

　変貌するのは風景だけではない。時間の流れも変わる。それまで一様に流れていた時間の流れが止まり，一瞬一瞬がかけがえのないものと感じられる。白血病のために骨髄移植を受けられたコンピュータグラフィックスデザイナー，鈴木亨さんの遺作展，「生きる・よろこび」を見に行ったとき，「はぐるま」という作品に出会った。骨髄移植後に作成されたハロウィンシリーズのなかの一枚であった。赤地に月模様の衣装を纏ったハロウィンの妖精と，青地に星模様の衣装を纏ったハロウィンの妖精は，大小8個の歯車の隙間に巧みに入り込んで，あたかも歯車を動かしているように見える。その歯車を見ていると，「カチ，カチ」という，歯車が刻む音が聞こえてくるかのようだった。この，「カチ，カチ」という音に示されるような一瞬一瞬は，だらだらと一様に流れているニュートン的な時間とは異なる時の流れ方を示しているように思われた。

　これは癌の方ではないが，もう一つ例を紹介しておきたい。『いのちの器』（高山，1997）という本のなかに，寺尾陽子さんという重い心臓病で生まれた方のことが書いてある。1968年9月26日生まれの彼女は，生後まもなく，重い心臓病（総動脈管症）があることが判明する。「3歳まで生きられないかもしれません。知能も遅れるかも。手術は不可能」と医者に言われたその日から彼女のお母様のお乳が出なくなった。離乳食も戻してしまうので困り果てたとのことだが，あるとき，口移しならぺろりと食べるということがわかった。そのとき「この子は生命力が強い」と母，美千子さんは直感されたという。2歳8カ月のときに，岡山大学でバイパス手術という，姑息的手術，症状を和らげるだけの手術がなされた。そのおかげか，3歳まで生きられないかもしれないといわれた陽子さんは，小学校にあがる。小学校では，母が自転車で送り迎えをされたそうだが，爪の色が悪いのでおまえの触ったものは腐る，といじめられたり，人前では泣くなと教えられていたので家に帰ってから泣き出す，ということもたびたびあったという。お母様は，身体は障害者でも心まで障害者にしてはいけないと，幼い娘に容赦ない言葉をかけられた。これは，親が急に死んでもしっかり生きてゆけるように

という気持ちからだが，周りで見ている人たちは，心臓病の子どもにそんなつらいことを言って，といろいろ陰口や罵倒も浴びせられたようである。たとえば，「お父ちゃんとお母ちゃんが二人とも交通事故で死んだらどうする？」「うーん，……あのな，孤児院に行く」「どうして」「陽子，心臓病じゃろう，親戚のところ行ったら迷惑かけるし，18歳まで孤児院にいて，それから働く」。こういう会話が日常茶飯になされていた。そんな彼女が，小2にあがるとき，養護学校を勧められた。しかし，今のままがいいという陽子は母親とこんな会話を交わしたという。

「いつ倒れて死ぬかもわからんよ，一人で死ぬかもしれんよ」「それでもいい」「養護学校なら先生たちがみんな陽子の面倒見てくれるんよ」「いやじゃ，今の学校に行く」「そんなら今の学校に行きなさい，お母ちゃんが先生に行かしてくれるよう頼んでやる。でも，お母ちゃんが学校へ送っていったあと，陽子は死ぬかも知らん。そしたら毎朝がお別れやから，お母ちゃんとは2度と会えんという覚悟で行きなさい」

この本には彼女が27歳の誕生日を迎えられたところまで書かれている。医者に20歳までは生きられないといわれたにもかかわらず，27歳の誕生日を迎えられた彼女がすごした日々は，毎朝がお別れ，ということの積み重ねだったと思う。決して，明日があるからというような直線的にだらだらと広がる時間ではなくて，一瞬一瞬がすべてというような，前後裁断的な時間感覚だったのではないかと思う。

最近，緩和ケアにおける心理的な援助に関して，ある方の講演を聞かせていただく機会があったが，そのなかで，癌の方々は，1年でも2年でも長生きをしたいという希望を持っておられても，死が近づいてくると，今日一日生きられればいい，と言われることがしばしばあり，希望を値引きするようになる，という話があった。しかし，それは，冒頭で述べた，「縦位置のほうがよかったのに」という見方と同じで，外からの見方ではないかと思う。

今日一日生きられれば，というのは，決して値引きなどではなく，陽子さんが体験されていたような，毎朝がお別れ，というような，時間感覚に近いのではないだろうか。直線的に一様に流れる時間感覚が変容して，一日一日，一瞬一瞬が，大切でかけがえのない時間と感じられるようになった，そんな時間感覚の変容の表れではないかと思う。

　このように，世界の風景も時の流れも変わる。本章では，そのような変化について，意識の水準という観点から考えてみることとしよう。

3．意識の昼夜

　「真昼時――地上の万物がそれぞれの輪郭線を露出しつつキラビヤカに浮かび上がる光の世界――に，どこからともなく夕闇の翳りがしのび寄ってくる。事物は相互の明確な差別を失い，浮動的・流動的となって，各自本来の固定性を喪失し，互いに滲透し合い混淆し合って次第に原初の渾沌に戻ろうとする」（井筒，1990 a）。

　同じ風景でも，昼の風景と夜の風景とは異なる。昼間には別になんとも思わなかった柳の木が，夜になるとひどく恐ろしく感じられたり，不気味なものに思われたりする。昼には昼の，夜には夜の姿がある。昼の世界の論理が夜の世界でも通用するとは限らない。

　同じ風景を見ていて，癌患者とわれわれと，見え方が違うとしたら，それは風景そのものというよりも，それをみる意識のあり方に差があるといえるだろう。世界に昼と夜とがあるように，意識にも昼と夜とがあるのではないか。以前，筆者は，癌患者の語りを分析して，「現実的」・「物語的」・「創像的」，の三つの水準を区別できることを指摘した（岸本，1996）。その後，そのような語りの背後にある，意識水準の変化について考察した（岸本，2000）。すなわち，意識水準が意識の昼から意識の夜へと暗くなるにつれ，あるいは表層意識から深層意識へと深まっていくにつれ，語りは，現実的，物語的，創像的と変化していく。そして，語りの水準の変化は，その背後にある意識水準の変化を反映したものではないかと論じたのである。これらは

すべて，井筒俊彦の意識論を取り入れたものである。まず，それぞれの語りの水準について述べておく。前著と重複する部分もあるが，ご容赦願いたい。

意識の昼

「意識の昼」においては，語りは現実的な水準となる。現実的水準の語りとは，事実・事態を叙述する文体で，いわゆる陳述形式，日常レベルの語り口である。しかし，この水準の語りでも，語りをそのまま受け止めることは意外に難しい。そのひとつに「無意識的翻訳」という問題があることはすでに考察した。

ここで，「意識の昼」の特徴をみておこう。「意識の昼」，いわゆる表層意識とは，われわれの通常の意識である。表層意識・「意識の昼」の特徴として，井筒は，主客の分裂と対峙，存在論的自己同一性の二点を挙げている（井筒，1980）。私が物を見る。私は認識意識の主体として，私に対して外にある対象を，客体として認識する，それが表層意識の普通のあり方である。意識という場合，普通，「客体性と対立した意味での主体性，人間的主体性の機能原理を意味する」（井筒，1993）が，このような意識は，井筒の立場から見れば表層意識に過ぎないのであり，認識されるべき外界の事物と認識する主体とを前提としているという点で，主客の分裂と対峙はすでに起こってしまっている。そのことに，ほとんど気付かないだけなのである。

表層意識の第二の特徴として，「客体的事物は，それぞれが"本質"と呼ばれる存在論的な中核を持ち，その核のまわりに固く結晶して自立する"もの"として現れる」ことが挙げられている（井筒，1980）。アリストテレス的論理学の同一律にいわゆるA＝A，AはAなり。AにはAの，BにはBの本性があり，AとBには本質上の差違がある。雁はどこまでも雁，癌はどこまでも癌。これを井筒は事物の「存在論的自己同一性」と呼ぶ（井筒，1990 b）。木には木の，花には花の本質があって，それぞれ独立した領域を限る。木と花との領域を分かつ境界線は絶対になくなることがないし，花がその境界線を越えて木になることはない。つまり，花は絶対に木であること

はできない。あたりまえのことだと思われるかもしれないが，夜の風景を考えてみれば，それほど自明ではないことがわかる。木が幽霊に見えたり，縄が蛇に見えたり。それは，それぞれの事物の輪郭線があいまいとなって，そこにさまざまなイメージが重なるからである。もし認識の明るい光に照らされていれば，それらの事物を混同することはあまりないだろう。

意識の黄昏

　認識の光が徐々に明るさを失い，辺りに夕闇の翳りが忍び寄る。それまではっきりと見えていたものの輪郭が，徐々に朧げとなり，物の姿が揺らぎ始める。夕暮れの景色を眺めながら，あるいは一日を振り返り，あるいは行く先のことに思いを馳せ，あるいは空想に身を任せる。「意識の黄昏」においては，語りは物語的に展開する。言葉は日常的なレベルだが，単なる事実の描写ではない。かといって，イメージが圧倒的な力を持って語りかけてくるというのでもない。自我のコントロールが少し弱まり，日常的な意識を離れて，しかも無意識的なイメージに圧倒される事なく，完全に我を忘れてしまうことなく，何らかの筋を持って物語られる。入院とか告知のあと，しばらくして緊張が緩んでくるとき，或いは死の影が揺曳し始めるときに，物語水準の話が聞かれることが多いように思われる。これらはいずれも，日常的な意識に翳りがみえ始めたことを暗示している。たとえば次のように。

　多発性骨髄腫で入院しておられた太田さん（仮名）は短歌や俳句を作られながら，あるときこんな話をされた。
　「7歳のとき，腸チフスをやった。高い熱と下痢が続いて，頭の毛が全部抜けるほどだった。（このころ，抗癌剤の副作用で髪の毛が抜け始めていた）。学校はそれから行っていない。奉公に出て，置屋，旅館，モーテルといろんな所に勤めたけど，一番困ったのは旅館。お礼状を書いたりするとき文句が浮かんでこないから学問というものはしっかりと習っておくものだと痛感した」。
　その約10日後，「私は沼津で生まれて12歳で両親が亡くなって大阪へ行

き，6年間奉公した。お嫁に行って横須賀へ移り，亭主が亡くなって東京で2，3年過ごしたけれど，空襲が激しくなって熱海に戻って来た。昭和18年から43年までいて，それから沼津に戻り，今の所に落ち着いた。熱海が一番よかった。終戦後は置屋，旅館をやり，沼津ではモーテルをやった。本当はパンパンをやりたかったけれど売春禁止法が出たのでやめて，モーテルを始めた。盲，蛇を怖じず，という言葉があるでしょう。本業を知らないからこわいものなし」(地名は適宜変更してある)。

　この後太田さんは一時退院されたが，原疾患が再び悪化し，約4カ月後に79年の生涯を閉じられた。日常的なレベルで語られてはいるが，死を目前にして自分の人生を振り返りながら語られたこれらの言葉は，よどみなく語られて，口を挟むのがためらわれるような感じであった。普通の会話と比べると流れも，響きも，その重みも違う。まさにご自身の人生を物語られた。

　急性白血病の金田さん(50代女性，仮名)は入院してしばらくされたときに，こう話された。
　「昨日夢を見ました。小さいころの夢。3歳のときに終戦を迎えた。そのときの夢とか，お墓の夢。3歳のときに母を亡くした。8人兄弟で，下の二人は小さいときに亡くなったので，今生きているなかでは私が一番下。母は腎臓が悪くて36歳で亡くなりました。何度もお産をしたから無理したんじゃないかしら。母に似てるって言われるけれど，顔は覚えていない。父が育ててくれた。父は再婚するつもりだったらしいけれど，長男がしっかりしてて，再婚させなかったんです。生まれは三島。24歳で結婚するまで三島にいました。3歳のとき，三島は焼け野原になった。家は地主で倉があって，海軍の将校の荷物とか食料を預かっていたこともあるんです。地主だったから，土地を全部売って，実家は結構裕福。分家はそうでもないけど。私はスーパーのレジをやってた。夫の実家も名士の家で，実家は結構お金をもってる。夫は三男で分家だからそうでもない。植木屋なので，雨の日は仕事がない」(地名や職業などは適宜変更してある)。この後，何度か大変な時期があったが，何とか乗り越えて，無事退院された。定期的な治療は続けられて

いるが，再発もなく5年以上が経過している．入院中は，熱が出たとか出ないとか，白血球の数とか，いつ外泊できるとか，そんな話題に終始することが多かったが，このときだけは，あふれるように語られて，いつもと語りのトーンが異なっていた．

　このように，物語水準の語りは，意図的に語るというよりも，滔々とした流れのようなものに任せて語られる．ここでいう物語とは，頭で作り出した物語とは異なる．次にみる創像的水準の鮮烈なイメージは，その極度な緊張が少し緩んでくると，イメージ自身が持つ「説話的自己展開性」（井筒，1983a）に促されて，しばしば物語的に語られるようになる．いわば溢れるように物語が語られるのである．これまで釣ったこともないような大きな魚を釣ったとき，あるいは，深い体験をしたとき，その直後は興奮して言葉にならないが，しばらくたつと会う人ごとにその話をしたくてたまらなくなるようになる，というような感じと似ている．じっくりと耳を傾けるだけでいろいろなことがいわば溢れるように語られるので，心理療法の好機ともいえる．物語水準の語りに注目することから，Butler（1963）の「回想法」が生まれた，と筆者は考えている．ターミナルの患者の傍らで何も話さずじっと耳を傾けるうちに，患者が自然に自分の過去のことを回想し，これが患者自身を癒すのに役立ったことに端を発するからである．
　物語的水準は，現実的水準と次に述べる創像的水準の中間に相当する．物語水準の語りは，創像的水準とは異なり，素材的には実際に起こったこと，あるいは起こったと想定される出来事を叙述する．しかし，それを歴史的事実としてそのまま叙述するかわりに，歴史から遊離させ，超歴史的な次元で筋を作りながら物語として展開していく，と井筒は説明している．第1章において Narrative Based Medicine について少し触れた．NBM におけるナラティブとは，患者の語り全般をさすが，井筒の意識論の観点から言えば，自我の意図的な関与の度合いの強い語り（現実的水準）から，弱い語り（創像的水準）まで，その性質は一様ではなく，物語水準はそのちょうど中間に置かれる．井筒の意識論の立場からは，真の物語は「意識の黄昏」に生

まれる，といえるのではなかろうか。

意識の夜

「意識の夜」・意識の深層では，創像的水準の語りが聞かれる。この水準はHenry Corbin のいわゆる「創造的想像力」（imagination créatrice）の働く言語次元である。闇のなかで事物の境界線は曖昧となり，見るものと見られるものの区別も消失する。そこで人は異常な現実離れしたイマージュを体験する。たとえば天使，悪魔，悪霊，怪獣，不思議な木や山や花や異形のものたち。そういうものが自然物と同等の資格で存在するような世界である。ものを見る意識のあり方が「意識の昼」とはまったく異なる。現実離れしている。精神医学はこれを病的な妄想世界と記述するが，人類は，シャーマニズム，グノーシス，タントラ，密教など，例を挙げればきりがないほどこのイマージュの世界を体験し記述してきた。

十二世紀から十三世紀にかけて現れた傑出したイスラーム思想家，Suhrawardi は，このような深層的イマージュの世界を，「根源的イマージュの世界」（ālam mithāl）と呼んだ。これを Corbin は mundus imagimalis, le monde imaginal と訳したが，ここで彼は「架空の」という否定的意味傾向の強い普通の形容詞 imaginaire（想像的）と区別して imaginal という形容詞を新たに作り出した（井筒，1980）。この imaginal という言葉に，「創像的」という卓抜かつ適切な訳語を創り出したのは，惜しくも凶刃に倒れた五十嵐一（1989）である。単なる想像や空想と区別するために，筆者としては「創像的」という五十嵐の訳語を用いたい。創像的水準の意識が体験する世界は，日常的な感覚，知覚，理性が働きをやめるとき働き出すイマージュの世界，実に生き生きとしたイマージュの交錯する世界である。

意識の昼・表層意識の特徴が，主客の対立と，事物の存在論的自己同一性にあるとするならば，意識の夜・深層意識の特徴としては，主客の別なく，事物を相互に区別する境界線も消失することが挙げられる。あたかも夕闇の翳りのなかで事物の輪郭がぼやけてくるように，主客・事物間の区別がなくなっていく。ちなみに，意識の黄昏・物語的水準の意識は，両者の間に位置

づけられるだろう。

　意識の深層機能とは，感覚・知覚をもとにしてそのまわりに拡がる日常的実存の中心点としての自我意識が消滅したところに働き出す特殊な認識作用である。自我意識が消滅するということは，普通の意味での主体がなくなることであるので，そういう主体に対応し対立する普通の意味での客体もなくなる。言い換えれば，同一律が作用しなくなり，AはかならずしもAでなくなり，BはかならずしもBでなくなるのである。「そうなってはじめて，AやBやその他一切の事物の奥底に伏在して，それ自体はAでもBでもなく，しかもあるいはAという形，あるいはBという形で，その都度無限に変貌しながら自己を顕わしている何ものかの幽邃な姿が仄かに見え始める」（井筒，1980）。意識の深層においては，花と木が重なっても不思議ではない。

　「自我意識の消滅」は，たとえば禅の修業において，深層意識を働かせるために，意図的に行われるが，癌の方々の場合は病気になって自らの死を意識するという形で，半ば癌という病に引きずられるようにして生じる。自他の区別が曖昧になるのは，自我意識の消滅の一つの兆候と捉えられる。たとえば，第2章の不安の意味論的分析のところで紹介した彼女は，「最近は朝の連続ドラマで，『私の青空』というのをやっているんですが，太陽君の声が出なくなるのを見て，私も苦しくなる」（#6）とか，「新聞は読んでいません。……病気のことが書いてあって，読むたびに落ちこんでいたので……」（#7），あるいは「米澤先生という慶応大学の物理の先生の話を，……子宮筋腫のあと，乳癌になって，手術をしてよかったのですが，しばらくして再発して，もう一度手術を受けて，今12年になるそうですが，お元気です。そういう話を聞くと，私も子宮筋腫をしていますし，それからあと癌になって，手術をして5年後に再発して，とあまりにも境遇が似ているので，つらくなります」（#20）と語られた。これらは，テレビや新聞で書かれていることが我が事のように感じられて苦しくなるというもので，自分と周囲との「境界」が薄くなっていることを示しているといえる。

　また，「人の視線が気になる。興味本位・同情・哀れみの視線には耐えられない」（#21）という言葉も，自他の境界の脆弱性を示唆している。この

ようなことは，医療従事者とか家族との間でもよく起こってくる。そのときに，確かに周囲がそのような視線で見ているということもあるかもしれないが，周囲の接し方が悪いと責めたり反省したりするよりも，それほどまでに自己の存立基盤が脅かされ，自他の境界が曖昧となっていると受け止める方が行き違いが少なくなるのではないか。そのような危機的な状況では，それまでは何とも思わなかったことが，自分を脅かすように感じられることがしばしばあるからである。

　こうして自我の光が暗くなると，自他の「境界」が脆弱になるだけではなく，昼の意識では見えなかった，さまざまなものが見えてくるようになる。「目を閉じると蛇が見えるようになりました。3匹ほどかたまっています」(#20) というのは，その一例である。本章の冒頭でもいくつかの例を示したが，ここでもう少し紹介しておこう。

　　　長身でスポーツマンタイプの長田君（20代男性，仮名）は，悪性リンパ腫の治療のため約1年間入院治療を受けたが，抗癌剤が入ってしばらくすると，彼は決まって深夜0時ころに看護室にやってきて，そして筆者や看護師に次のようによく話した。「また（幽霊が）出た。あんたらには見えないだろうけど。むかしこの部屋でなんかあったんじゃない」。

　慢性骨髄性白血病が急性転化し，死が目前に迫った西田さん（70代女性，仮名）は，全身の疼痛に苛まれ，筆者は主治医ではなかったが，たまたま病棟にいたため呼ばれた。苦痛に喘ぎながら最後の力を振り絞って「先生，あの人（ご主人）にお世話になりました，ありがとうと伝えてください。……ああ，お父さん，そこにいたの。お母さんも一緒？　ああ，みんないるんだね。待っててくれたの？　ああ，今行くからね」。そう言われて息を引き取られた。息を引き取られる直前に，西田さんには，すでに亡くなられていたご両親の姿が見えたようだった。ご主人は残念ながら間に合わなかったが，西田さんの言葉をお伝えした。

4．夢における体験

　夢における非日常的な世界の体験は，それを体験する主体にも変化が起こっていることを示唆する。夢を無意識の現われと見るのではなく，日常的意識とは水準の異なる意識の体験と捉えるのである。Freud 以来，夢は無意識への王道と見られてきたが，それは自我をあまりにも強固なものとして確立したために，意識が（近代的）自我の体験する領域に限定されたからであろう。これに対して，東洋には意識に階層構造を認める伝統があり，表層から深層に至るまでさまざまな水準が想定されてきた（井筒，1983 a）。それらをいちいち検討する暇はないが，意識のあり方は一様ではないという観点に立てば，夢は，日常的な意識とは異なる意識状態における体験，「意識の夜」の体験と捉えることができる。このような観点から，「意識の夜」の体験としての夢について触れておきたい。実際，癌の方々の語りに耳を傾けていると，自発的に夢が語られることも多い。ここで紹介するいくつかの夢は，「意識の夜」における体験を垣間見させてくれるだろう。

発病の衝撃
　癌は心にも深い影響を及ぼす。入院してこられたときに，いろいろな夢を見られて，非日常的・非現実的な体験をされていることがしばしばある。

　　＜夢1＞　入院したとき嫌な夢を何回も見た。妖怪や怪物，天国地獄の人が一杯私の周りにいて，棺桶とか天国行きの切符とかいろいろなものをセールスにくるの。手とか出したり，笑ったり踊ったり，すごく不気味。私はそんなもの要らない，生きるんだって両手でもがきながら目が覚める，ということが何度か繰り返しあった。もしあのとき切符を買ったりしていたらあのままあっちへ行っていたかもね。でも今はこうして元気になったし，頑張る……。

これはある白血病の方が初回入院時に見られた夢である。「お墓が出てきて私が拝んでいる」という夢を見られていた方もある。発病されたときに，このような夢を見られる方は，われわれが普通考えている以上に多いのではないかという印象を筆者は持っている。
　ただし，この種の夢は，見られたすぐ後は，伺っても語られないことが多い，という点に注意せねばならない。というのも，イメージがあまりにも生々しく，恐ろしくて，口にするのも怖いと感じておられるからである。上記の夢も，実は入院して1年近くたってから語られたものである。体験の最中にいるときは言語化が難しく，ある程度距離が取れるようになってからでないと言葉にできないという側面もあるが，それ以上に，言葉の呪力ということを考えておかねばならない。言葉には，普通の一般的な意味のほかに，異次元的イメージを喚起するような特殊な意味側面がある。言葉を発するとその通りのことが起きてしまうという感覚が人間の深いところにある。だから，神の名前をみだりに口にすることは許されなかった。言葉の深層にある呪力的側面が顔を覗かせるのである。

　　＜夢2＞　そういえば入院して2，3日たったころにこんな夢を見た。小さな白い光が顔の左上方の辺りにもやもやしていて，それがだんだん大きくなってくる。それを見て，この白い光がわたしを救ってくれるんだって思った。

　これもある白血病の方が発症時に見られた夢である。入院時には先に示したような死に関連した恐ろしい夢を見られる方が多かったので，この夢は，筆者にも特に印象に残った。しかし，これは体験の半分に過ぎないことを後で知るのである。寛解に至り，地固め療法を終えて退院された後，この方は絵日記をつけられるようになった。定期治療で入院してこられたときにそれを見せていただく機会があったが，そこにはこの夢の絵も描かれていた。それを見て驚いた。光の周りに恐ろしい怪物やら化け物の顔やらが描かれていたからである。夢を見て間もないころに語られたのは，光の側面だけだった

のである。その影の部分はとても怖くて口に出せなかったのだという。言葉の呪力的側面を如実に示している。夢の話を伺うときは，この呪力的側面に対する配慮が不可欠である。

　＜夢3＞　人と話していると窓の外でたくさんの人が舞って，どんどん上がっていく夢とか。私は下にいるの。上がって行くのは全然知らない人。

　次々と天に召されて逝く人たち。病院が現代における死の場所となってしまった今日，病院の窓からそういう風景が見えるのも不思議ではないように思われる。宮崎駿が映画『紅の豚』のなかで，亡くなった航空兵（の魂）が一斉に空の上方に舞い上がっていく場面を描いているが，この夢を聞きながらそのシーンを思い浮かべていた。あるいは，カリニ肺炎で入院中のChristopherという患者は，自分がエイズだとわかって間もないころに「子供たちが川に流されて，水面に顔を上げようともがきながら渦の中に消えていく」という夢を見たという（Bosnak, 1989）。次々と流されていく子供たちには，病気で亡くなって逝かれた方々のイメージが重なっている。

　＜夢4＞　変な夢を見てうなされて，助けてと叫んでみんなを起こしてしまった。白衣を着た人が私の回りを取り囲んでだんだん迫ってくるんだけど，それがすごく怖くって……。

　この夢に出てくる白衣の人は医者だろうか。医者がどれほど善意から治療を行ったとしても，患者の目には恐ろしい人と映じる時期がある。あるいは，この白衣の人たちは白装束の死者たちであろうか。それならば，うなされて，目が覚めるほどの恐怖を味わわれたのも理解できる。

　死者と出会ったり，自分の死のイメージを見たり，闇に怪物やらお化けを見たり，病院の窓に天に召される人たちが見えたり，医者の姿が死者の姿と

重なったり。これらはすべて夢のなかのことではあるが，患者に深い影響を残す。癌の発症による意識水準の変化は，存在風景を一変させる。

夢で悟る

癌の方々の夢を伺っていると，深いところで自分の病状を察して，悟っていかれると感じられることも少なからず体験する。

　＜夢5＞　一つ目は，主人の実家に遊びに行っているのですが，皆はテーブルについて楽しく食事をしているのですが，私だけは近くにいて布団に横になっているのです。そして知らない女の人がテーブルの周りで一生懸命料理を次々出して世話をしているのです。そこで私は「私が運びますから」と言うのですが，「いいから寝てて」と言われ，私の居場所がないという夢なのです。二つ目は皆で追いかけて来るのですが，私は大きな海外旅行用のスーツケースを持って一生懸命逃げているのです。そして「来ないで，来ないで」と言っている夢です。

急性白血病で2年近く入退院を繰り返しておられた方が，病状が芳しくないなかで見られた夢である。この夢の約1カ月後，亡くなられたが，夢のなかですでに自分の家に居場所がなく，海外旅行用のスーツケースを持って出掛けようとしておられる。意識的に死の準備をされていたというわけではないが，意識の深層においてすでに自分の歩く道をしっかりと見つめておられたのではないだろうか。

　＜夢6＞　今日は嫌な夢を見て泣いて目が覚めた。先生が出て来たの。一番言われたくないことを言われて悲しくなって。どこかで心配しているんだなって。……先生にね，ちょっと話があるって呼ばれて，悪い細胞が出て来ているからもう手の施しようがないと言われ，ショックで涙が出て目が覚めた。正夢になると嫌だから今日は誰かに言おうと思っていた。

白血病で骨髄移植を受けられて，元気になられたときに見られた夢である。再発の兆候はまったくなく，移植後約3カ月で元気に退院された。ところが1カ月もしないうちに再発され，そのまま不帰の人となられた。彼女は病名もすべて承知しておられて，再発された際には，残された時間をできるだけ自分の家で過ごしたいと語られたが，再発されたとき，この夢のことを思い出されて，「あの夢が本当になってしまった」と言っておられた。

　<夢7>　古いお城だと思うんだけれど，そこが観光名所にしてある場所に大勢の人が見に来ている。そこで仮装行列というか仮面舞踏会が始まる。みんなお面を着けている。私もそれに参加する。ふと出口の方を見ると門がどんどん高くなって，出ようと思っても出られない。

これは白血病で骨髄移植を受けられた女性が，骨髄移植の当日に語られた夢である。この数日後，筆者も彼女の夢を見たが，その夢の後半部分は葬式の場面で，彼女のお父さんが弔辞を読み始める，という夢だった。無菌室にいる彼女にとっては，無菌の術衣とマスクをして入室する医療スタッフは，さながら仮面舞踏会の参列者という風情であっただろう。門がどんどん高くなって出られなくなるという部分に不吉なものを感じたものの，移植そのものは順調に経過していた。しかし，移植後18日目に病状は突然悪化し，そのまま亡くなられた。

夢で癒される

　<夢8>　昨日，夢を見たよ。歩ける夢を見た。恐る恐るだけれど立ってみると歩けた。足を踏み出すと，いつもと歩く感じは違うけれど，どんどん歩けた。小学校のときの友達が一緒に歩いてくれていたのだけれど，その子（女の子）が，歩いていることには変わりはない，と言ってくれた。しばらくして，自分が裸足で歩いていることに気が付いて目が覚めた。

急性リンパ性白血病の再発中に骨髄移植を受けられたが，全身の真菌症（カビの感染）を合併されて，腎不全となり，人工透析を受けられていたときに見られた夢である。このときすでに寝たきりの状態が長く続いており，病状も相当厳しかったが，この夢を見て元気になられ，（告知はされていなかったけれど）病気のことはずっと知っていたと語られた。そして，白血病の人がどんなふうに亡くなられるのか尋ねられた。

　＜夢9＞　母さんが亡くなってから夢を見てね，立っていて俺を抱いてくれてお父さん，ごめんね，と言ってくれた夢を見た。

　これはある白血病の方が亡くなられた後，その御主人が見られた夢である。この夢を見られて，「何とも言えない気持ちだった。それで，いつ死んでもいいという気持ちになって，俺の人生が変わった」と言われ，自らの人生観がいかに変わったかという話しをしてくださった。

　ここで紹介した夢はいずれも，特別な解釈を施さなくともそのまま理解可能であり，また，夢というにはあまりにリアルである点も共通している。患者さんたちは，こういった夢を見られながら変わっていかれるし，筆者の方もこれらの夢を伺いながら会い方が変わっていく。こういう夢を伺っていると，夢を無意識の現れと捉えるよりも，意識の深層における体験と捉える方が自然であるように感じられる。

　このように，意識の水準という観点から見るならば，非日常的な内容の語りも，必ずしも病的なものではなく，内的には深い体験をしておられる可能性がある。いわゆる「せん妄状態」になったとき，腫瘍の脳転移とか，高カルシウム血症などの電解質異常など，器質的な原因から生じる場合もあるし，それらを治療することで状態が改善する場合があることはいうまでもない。しかし，これまでいわゆる「せん妄状態」の病的な側面ばかり強調されてきたように思われるので，ここに示したように，外的には幻覚とかせん妄

と見える状況でも，深い体験をしておられる場合もあることを強調しておきたかった。そのような視点があれば，自ずと接し方も異なってくるだろう。深い意識水準の語りだと受け止めることによって，患者とつながる道が開けてくる。意識水準の変化に応じて話の聞き方も変える必要があると思われるが，それについては章を改めて論じることとする。

第5章　バウムが語ること

1．手巾（ハンケチ）

　これまで，「適応障害」，（DSMの）「大うつ病」，「せん妄」などの医学的な観点について検討してきたが，筆者は診断が無用であると主張しているわけではない。診断の問題については，あとで項を改めて論じるが，治療的なかかわりを考えるうえでは，どこに脆さがあり，どこに強さがあるかを見立てていないと，善意が裏目に出たり，思わぬ行き違いが生じたりということになってしまう。だから，何らかの見立てが必要になってくる。本章からしばらくは，治療的な関わりをするうえで筆者が大切にしているいくつかの観点について述べてみたい。まず本章では，今までと少し角度を変えて，絵（特に木の絵）に注目してみたい。芥川（1990）に『手巾（ハンケチ）』という短編があるが，この短編は，絵を取り上げようとする筆者の意図をよく示しているので，まずその粗筋を紹介しておこう。

　東大教授長谷川の自宅に，かつての教え子，西山の母親が訪れ，息子の亡くなったことを告げる。西山がその年の春に腹膜炎に罹り入院したことは長谷川も知っていたが，まさか亡くなっているとは思いもよらなかった。母親と西山の話をしているうちに，長谷川は意外なことに気が付く。それは「この婦人の態度なり，挙措なりが，少しも自分の息子の死を語っているらしくない」ということである。目には涙もたまっていず，声も平生の通りで，口角には微笑みさえ浮かんでいる。「これで話を聞かずに，外貌だけ見ている

としたら，誰でもこの婦人は，家常茶飯事を語っている」としか思えないほどであった。ところが，ふとした拍子に落とした扇子を拾おうとテーブルの下にかがんだときに，偶然，婦人の膝が長谷川の目に入った。そして，ハンケチをもった婦人の手が膝の上で激しく震えていたのに気が付いたのである。「婦人は顔でこそ笑っていたが，実はさっきから，全身で泣いていた」のである。

　この婦人の姿は，筆者には多くの癌患者の姿と重なる。医者に見せる顔，看護師に見せる顔，家族に見せる顔はそれぞれ異なるし，昼の顔と夜の顔も異なるが，患者は医者には一番よい顔をみせることが多い。顔で笑っていた婦人のように。しかし，「テーブルの下の手」は震えているのである。「テーブルの下の震え」を察しながら関わるのと，そうでないのと，関わり方に自ずと違いが出てくるだろう。ところが，この「震え」に対する配慮は，簡単なようで意外と難しい。普通に接しているだけでは，なかなか「テーブルの下の震え」は見えてこない。それは，接し方の問題というよりも，前章で触れたように，意識水準の変化が背後にあるからである。そして，日常的意識・素朴実在論的意識という「テーブル」がその下の「震え」を隠してしまうからである。「テーブルの下の震え」を見るためには，長谷川が扇子を拾おうとテーブルの下にかがむ必要があったように，治療者自身の意識水準を変えていく必要がある。ここで絵を取り上げるのは，癌の方々の描かれた絵が，この「テーブルの下の震え」を垣間見せてくれるので，治療的な関わりを考えるうえで，一つの助けになると思われるからである。

2．なぜバウムか

　言葉と絵とは，その性質が本質的に異なると捉えたほうが実際的である。脳で情報処理される部分も異なるし，パソコンに取り込んだときのファイルサイズもけた違いである。筆者はよく，癌の方々に「実のなる木の絵」（以下バウムと略す）を描いていただいた。この「実のなる木」を描いていただ

くやり方は，一般にはバウムテスト（Koch, 1949）（あるいは樹木画テスト）と呼ばれるもので，投影法による心理検査の一つとされている。バウムを導入したのは，「初期において可能な限り患者の心の傷を広げずにその病理の測幅と測深をなるべく正確に行い，治療的手掛かりがどこにあるかを探るという意味で優れている」（山中，1980）という点に加えて，言語的なアプローチとのギャップをしばしば感じたからである。一見元気にしておられる方でも枯木や裸木を描かれるなど，言葉や外見から受ける印象と，絵から受ける印象とが必ずしも一致しないことがよくあり，考えさせられた。バウムには，言語的なやり取りだけではわかりにくい「テーブルの下の手の震え」を教えられることが多かった。次に示すのは，筆者のケースではないが，筆者の意図をよく示しているので引用させていただく。

　水野ら（2002）は「否認により不安，抑うつが顕在化しなかった子宮頚がん再発患者の一例」という報告を行っている。子宮頚がんIIb期で広汎子宮全摘術を受けた後，化学療法，放射線療法を受けたが，骨髄抑制のために中断となり，その後骨盤内に再発が認められた。主治医の勧めで精神的ケアを目的として精神科に紹介されたが，「がんの実感もない」「不安もない」「以前は，痛みの原因が分からなかったのでいらいらしたが，今は分かっているからよい」と目立った不安や動揺を示すことはなかった。また精神科の受診も，その必要性を感じていないと淡々とした口調で述べたというが，すべての患者さんに継続的なケアを行っているから，と継続的な面接を提案したところ，「たまに先生の笑顔を見るのもいいかな」と述べて同意されたとのことである。

　初診時，DSMでは「診断なし」であったが，「大丈夫」という発言の多さに違和感を感じたため心理検査を依頼したところ，以下のような結果であった。STAI（State-Trait Anxiety Inventory），POMS（Profile of Mood State）などの質問紙による検査結果はいずれも問題のない値で，不安，抑うつなどは認められなかった。MPI（モーズレイ性格検査）では，高い外向性と低い神経症性傾向がみられた。これに対して，バウムテストで

は，一線幹の弱々しい木であるところが，質問紙の結果と顕著な乖離を示している。水野らのバウムの解釈を以下に引用する。

「描かれたバウムから，患者は内的エネルギーに乏しい状態にあり（弱々しい単線の枝と幹），そのため，無力感が強く，自己の感情を適切に認識することが困難である特徴が推察された。その状況のなかでも，頑張って何とか自己を支えようと姿勢が見受けられた（真横に張り出た細い枝）。しかし同時に，外界からの刺激や圧力次第では，その頑張りも容易に崩れてしまう可能性が示唆された」。

患者の脆い部分と頑張って自己を支えようという姿勢とを的確に読み取っており，しかもその頑張りも「外界からの刺激や圧力次第では容易に崩れてしまう」可能性が感じられるので，自然と慎重に対応できるようになるだろう。

さらに水野らはロールシャッハテストも行って，その結果の分析も示されているが，ロールシャッハテストには時間，労力もかかり，手軽に行えるものではない。何よりも，患者さんの負担が大きい。テストの侵襲性，労力，時間を考えるならば，ロールシャッハテストの適応は極めて限られたものになるといわざるを得ない。それに対して，バウムテストは極めて短時間に手軽に行えるし，患者さんにかける負担も少なくてすむ。木を描きながら語れる話に耳を傾けると，治療関係もより好ましいものになっていく。

このように，質問紙の結果は，ほぼ言語的なやり取りからうかがい知れるものと重なるが，バウムは，外見からだけでは分からないもう一つの姿を垣間見せてくれる。水野らの事例では，バウムが，「テーブルの下の手の震え」を垣間見せてくれた。それによって，より適切な対処や配慮が可能となっていったわけである。お会いするだけでそのあたりのことまで察することができるようになれば，それに越したことはないかもしれないが，残念ながら筆者の力量はまだそこまで達していないので，バウムを診療に役立てているのである。

3．バウムという表現

　バウムテストは，その名が示すように現在でも心理検査の一つとして位置づけられることが多いが，筆者は検査というよりは治療関係を深めるための一つの「窓」(山中，1978) として捉え，コミュニケーションの助けと位置づけている。というのも，上に述べたように，元気そうに見えても細くて弱々しい木が描かれたら，それを見せていただくだけでも，こちらの接し方が変わってくる。その反対に，落ち込んでいるように見える方でも，元気な木を描かれることもときどきあったが，そのような場合はそのイメージにこちらも支えられながら接することができる。バウムのイメージを心にとめながら話を伺っていると，話の聞き方がおのずと異なってくる。さらに，バウムを描きながら，いろいろな話が出てくることも多く，それを伺うことで，治療関係も醸成される。このように，バウムをテストとしてではなく，ひとつの「表現として」受け取り，コミュニケーションの助けとしてきたのである。

　高橋・高橋 (1986) は，グラフィック・コミュニケーション（図示的コミュニケーション）という言葉を用いている。グラフィック・コミュニケーションとは，人が自分の欲求，葛藤，感情，認知の仕方，生活様式などを，言葉でなく絵によって伝達することである。バウムにはこのような側面がある。ただし，伝えられる内容は，描き手が意識しているものというよりは，あまり意識されていない部分であるだろう。

　いずれにしても，筆者は，テストとしての側面よりもコミュニケーションとしての側面をより重視していたので，治療関係がある程度できてからバウムに誘うが，描かない自由も保障して，「気が向いたら描いてもらえますか」と言うことが多かった。ホスピスケアに樹木画を導入した水口 (2002) も，描いてもらうにあたって大切なことは「痛みなどの苦しみが取れて，私との信頼関係が保たれる時期まで心理テスト（樹木画テストのこと）の実施は待ちました。……またこのテストはこれからのあなたの治療に役立てますと述

べ，決して強制しませんと付け加えました」と述べているが，賛成である。医者に絵を描くように言われて驚かれたり，病院で絵を描いてもいいと分かって，もともと絵を描くのは好きだったと目を輝かせたり，反応はさまざまであるが，絵を描くのを嫌がられる方も勿論あるので，その場合は無理強いしないことが，治療的な関係を保つうえでも大切である。

　描きながら，あるいは描かれた絵を前にして，いろいろな話が語られることもよくあった。水口（2002）も，絵を描いてもらった後で「樹木の名前，出会った場所，描いたあとの気持ちもたずねました。たとえば"旅行したときに出会った木"だとか，"孫と一緒に誕生日を楽しんだ喫茶店にあったヒマラヤスギ"だとか，楽しかったこと，旅行したときに道端に咲いていた花や，お孫さんのことを懐かしく思い出した人もいました」と述べているが，筆者もしばしば同様の経験をした。それをしっかりと聞かせていただくことは治療的にも意味がある。絵が，言葉とは別のコミュニケーションの回路を開いてくれるようで，絵をきっかけにいろいろな話が出てくることは稀ではなく，このような話を聞かせていただくなかで，治療的な信頼関係もより深いものになっていく。バウムを治療的に活かすためには，このあたりの配慮が不可欠である。

4．客観性とコミットの深さ

　このような姿勢は，ある意味では，テストとしての客観性を損なうものかもしれない。たとえば，信頼関係がある程度できてから描いてもらうという姿勢を基本におくと，バウムを描いてもらう時期はばらばらとなる。バウムのイメージは治療の進展に伴って大きく変化する可能性があり，どの時期にバウムを描いてもらうかは，その解釈を行う場合，大切な要因の一つになるので，客観性を重視しようと思えば，たとえば入院時に一律にバウムを描いてもらうほうが入院時の心理をより正確に明らかにできると考えられるかもしれない。これは，信頼関係を優先するという姿勢とは対照的である。さらに，描きたくなければ描かなくてもいいと言って導入すると，描かれない方

もかなり出てくるかもしれない。これは，サンプリングとしては最初からバイアスをかけることになる。あるいは，話を伺っているうちに木に実が付け加えられたり，葉っぱが加えられたりすることもあるが，それは客観的な評価をさらに難しくする。

　それでも筆者は，客観性がある程度犠牲になっても，コミュニケーションの助けとしての位置づけを優先するように心がけた。このようなやり方は，統制群を厳密に設定した客観的な研究と比べると一段低い研究と見なされるかもしれない。そのようにして得られた結果については，客観的な比較対象研究の裏付けが必要であるとの主張もあるかもしれない。が，筆者は必ずしもそうとは考えていない。

　たとえば，ある白血病の方は，バウムに誘うと，「今は木を描く元気はないけど，それに代わるものを考えておくよ」と言って，約2週間かけてちぎり絵で南禅寺の山門とその向うに見える桜の木の風景を作ってくださった（岸本，1999）。そのようなコミットの仕方は，客観的な態度だけではほとんど得られないものであろう。癌患者の病棟にそれまで一度も話をしたことがないテスターがやってきて，一斉にバウムテストを行えば，より客観的なデータを得ることは可能かもしれないが，治療関係ができていないテスターのために2週間もかけてちぎり絵を作ろうという気にはならないのではないか。

　表層意識の特徴として，主客の対立ということを挙げた。一方，深層意識においては自我意識は消滅し，主客の別はなくなり，知るものと知られるものの同化が起こる。この観点からすると，客観的な態度とは主客を明確に分けようとする姿勢であるから，そのような条件で得られるのは，表層のあり方といえるかもしれない。それに対して，深い治療関係を背後にもつ場合は，いわゆる客観性は失われるかもしれないが，より深い表現がなされる可能性が出てくる。

　両者の違いをはっきり示すと思われるのが，「描かせる」という言葉遣いである。「描かせる」という言葉には，強制的なニュアンスがあり，いわば，他人事であって，このような言葉が平然と使えることは，患者との距離が遠

いことを示しているのではあるまいか。筆者はむしろ,「描いていただく」という気持ちでバウムに誘う。どれほど配慮しても「描かせる」という側面が消えるわけではないことは承知しているが,それでも,「もし気が向いたら描いてくださいませんか」という姿勢を基本においてきた。筆者自身は,絵を描くことに関して外傷体験があり,絵を描きたくない方の気持ちにむしろ同調できるという個人的な背景もあるが,ともかく,「絵を描かせる」という姿勢では,深い表現が可能となるはずもない。

5．バウムの理解のために

イメージを持ち続ける

　バウムをコミュニケーションの手段と位置づけるとしても,その表現の受け取り方は多様である。冒頭に示した絵の場合も,赤い水を,精神異常のサインとして受け取るのと,輸血や抗癌剤などの点滴を受けていた彼の心情を汲み取ろうとするのとでは,後の展開にかなりの差を生じかねない。だから,いかに受け取るか,ということが大切となってくるわけだが,解釈について論じる前に,バウムテストを体系化したKochの次の考え方を中心に据えることが重要であると強調したい。

　　たくさんのバウムの絵を静かに眺めていると,バウムとの［心的な］距離が近くなる。次第に,その本質が感知されるようになる。そうはいっても,どこかしら直観のようなところは残るのだが。ともかく,こうして,構造が明確に見えるようになり,識別が可能となり,指標を弁別できるようになる。そこから,筆相学や表相学との類似性が生じ,共通する部分と同時に再考を要する部分が出てくる。当初はわからない部分をそのまま持ちつづけ,どう理解したらいいかという問いを,何日も,何週も,何か月も,何年も,見え方の成熟過程がある地点に達するまで,問い続けていると,秘密に関わる何かが自然と姿をあらわしてくる。それもしばしば,稲妻に打たれたかのように,突然飛び出してくる

かのように，湧き出てくるので，キーポイントを外さない限り，成果を拾い集め仕分けすることが可能となる。(Koch, 1957)

　少し余談になるが，Kochの『バウムテスト』の原著初版は88頁ほどの薄い書物であるのに対し，1957年に出版された第3版では258頁と約3倍の分量に膨れ上がっている。第3版には上記のような基本姿勢がきちんと述べられているが，訳書は，初版（ドイツ語）の英訳（ドイツ語版の抄訳）からの重訳であるために，この点が紹介されなかったことは残念である。いずれにせよ，このような，描かれたイメージを「何日も，何週も，何か月も，何年も」心のなかにずっと抱きながら持ち続けておくという姿勢が大切である。たとえばひどく細長いひょろひょろとした木を描かれたとする。そのイメージを持ちながら話を伺っていれば，たとえば，「自分は何を聞いても大丈夫です。あと自分の命はどのくらいですか？」といわれた場合，その木のイメージを重ねながらその言葉を聴いていると，同じ言葉でも，言葉の響きが変わってくるだろう。そうしているうちに，「秘密に関わる何かが自然と姿をあらわしてくる」。

　以下にバウムを見るうえで筆者が重要と考えている指標について述べていくが，それは「○○の指標が出たら△△だ」というような記号的な理解を目指すものではなく，あくまで上記のような姿勢を失わず，表現を理解していくうえで，一つの助けとしたいと考えてのことである。

幹先端処理

　「イメージを持ち続ける」姿勢を基本に置くとしても，理解を深めるためには，バウムに関する先行研究をある程度踏まえておくほうがよいと思われる。レントゲンの陰影でもただ見ているだけでは，それが肺炎の影なのか，肺癌の影なのか見えてこない。陰影に関する蓄積された知見を手がかりとして，読影を重ねるうちに見えてくるようになる。バウムにも同じような側面がある。

　筆者は，バウムを見る際，先行研究のなかでは，幹先端処理に関する知見

が重要であると考えている。実際に描いてみるとよくわかるが，バウムを描くときに最もエネルギーが必要な部分は，幹の先端である。幹を描いたり，枝を出したり，葉っぱをつけたり，あるいは実をつけたりすることにはさほどエネルギーを要しないが，幹先端をいかに処理するかは，なかなか難しい。だから，脆弱性が最も反映されやすい部分とも言える。

　この幹先端処理に注目したのが，藤岡・吉川（1971）の分類である。これまでに健常者のバウムの分類は数多く提唱されてきたが，臨床的な観点からも，実際的という点からも，藤岡らの分類は有用だと思われる。バウムを発達的観点から見るとき，解析的に着眼点を定めて年齢的に成長の後を見定める作業が試みられてきたが，バウム全体の印象をぼやけさせるばかりで，臨床的な実用には向かなかった。Kochは58項目を挙げ，国吉らの研究でも30項目以下に簡素化することは困難であったという（藤岡・吉川，1971）。そこで藤岡らは幹先端処理に注目したのである。彼らによると，幹先端処理に注目すれば，バウムの発達をかなり簡潔に類型化できる。3，4歳の幼児不定型と呼ばれるバウムから，4歳から6歳には幼型と呼ばれるバウムに移行する。6，7歳の時期には幹先端処理の移行期に入り，7，8，9歳ころには過半数が基本型をとるようになる。他の冠型，放散型も人それぞれのバウムとして固定してくるようになる。10歳，11歳の時期にはバウムはほぼ成長を遂げ，その後は省略を交えた表現も見られるようになって，15歳前後には成熟した成人のバウムになるとされる。健常成人のバウムのほとんどは，「基本型」，「冠型」，「放散型」のいずれかに分類できるという（藤岡・吉川，1971）。

　さらに，バウムがいったん成人のバウムとしてある型をとった場合，かなり安定していることも確認されたとのことである。この意味で，バウムは「パーソナリティの統合性のかなり恒常的な面をも反映している」と考えられる。また，マレーシアのサバの調査（藤岡・吉川，1971）では，半数近くが椰子を描いたが，椰子のバウムもまた幹先端処理を経過して成長することを見出し，幹先端処理は「カルチュアやバウムの樹種の違いを超えて成り立っている」と示唆している。

開放系と閉鎖系

　すでに Koch（1949）が Hiltbrunner の言葉を引用して述べていることだが，木の形は立像という点で人間性と類似している一方，植物は開放系であり，人間は閉鎖系であるということが決定的に違う。人間は，身体的には閉鎖系であるが，心理的にはどうだろう。いわゆる「アイデンティティ」の確立とは，自分が自分であって他人とは違うということであり，自分と他人との間に心理学的な「境界」ができるということだといえるだろう。

　そこで筆者は，幹の内空間と外空間の間に「境界」があるか否かに注目し，「閉鎖型」，「開放型」，「その他」の三つに大別してみた（岸本，2002）。「開放型」と「閉鎖型」との区別は，幹の内空間を枝先に向かってたどったときに，外界と交通しているかどうかによって行った（根の部分については問わない）。「閉鎖型」は，幹の内空間が，木の外の空間とは何らかの形で隔てられているものである。描かれたバウムが描者の心理的空間をあらわすものと捉えるなら，被験者の心理的な内界と外界の間には，何らかの仕切り・境界・区別があるといえる。これに対して，「開放型」では，先端が開放しているために，幹の内空間と外空間が交通している状態である。このように，幹の内空間を上方にたどって，外界と交通しているか否かにより，「閉鎖型」と「開放型」とを区別する。

　この観点からすると，藤岡らの提唱する「基本型」，「冠型」，「放散型」はいずれも「閉鎖型」に属することになる。健常人のバウムの大半が，藤岡らの「基本型」，「冠型」，「放散型」に分類されることから，健常人では「閉鎖型」が大半を占めるといえる。このことは，そこに投影されている人間の内界のあり方が，閉鎖系であることを示している。

　「開放型」のなかでも幹先端処理にまったく関心が向けられていない「完全開放型」は，従来は「自我境界」の脆弱性を示唆するサインとして注目されてきた（山中，1976）。小林（1990）の研究によると，心身ともに健康で社会適応の比較的良好な30代から80代の513例の検討したところ，完全開放型は，60代を過ぎるとやや増加傾向にあるものの50代までは5％前後に

過ぎない。さらに，同じ研究のなかで，アルツハイマー型痴呆88例と対照健常老人86例との比較がなされているが，幹先端の完全開放は，健常群とアルツハイマー群で差はなかった。アルツハイマーの重症度別に検討もなされているが，重症度と幹先端の完全開放とは無関係であった。アルツハイマー型痴呆では，記銘力障害，見当識障害，抽象思考・判断力の障害，感情障害（主に抑うつ状態），自発性・意欲低下などが見られことを鑑みれば，幹先端処理は，知的機能や意欲にはあまり影響されないことが示唆される。

　山中（1973）の双生児研究は，この点に別の角度から光を当ててくれる。14例の双生児（11組が一卵性，3組が二卵性）が検討されている。まず，統計的な研究から，「一卵性で一致率が高く，二卵性で不一致率が高いものほど素質規定性が高く，一卵性で不一致率が高いものほど環境規定性が高いと仮定する」と，「素質規定性が高いものは，幹・枝の構成，幹の央部・根部の形態，枝の基部の形態，R/L比（Rとは幹の中央線から右側の枝もしくは樹冠の右縁までの長さ，Lは同様左の長さ）」であり，「環境規定性の高い傾向にあるものは葉」であった。さらに一例一例の検討により，特に，幹の構造形態が，素質あるいは内的な規定性を受けやすく，一方，枝葉や果実は環境あるいは外的な規定性を受けやすいという。以上より，バウムに現れる「パーソナリティの統合性のかなり恒常的な面」（藤岡・吉川，1971）とは，主に幹に反映され，幹先端は，素質と環境の出会う場所ということになる。

　さらに押えておかねばならないのが，山中（1976）の精神科領域における研究である。山中は，非定型精神病および統合失調症に特徴的に見られるバウムとして，「漏斗状幹上開」，「メビウスの木」の二つを挙げている。「漏斗状幹上開」は「幹上開」のなかの特殊なタイプで，上に行くほど広くなり，幹先端処理がなされず，上部が突き抜けてしまっているバウムである。さらに，「幹として引かれた線が上部でそのまま枝に移行」しているために，「幹の部分では，内側に内空間を形成していた曲線が，そのまま上部では枝として外空間を形成してしまう」ものを「メビウスの木」と呼んだ。これらは「正常および神経症ではほとんどまったくと言っていい程みられない」。出現頻度については，「どの時期にバウムを施行するかによってまったく異なる

ため，経験的な大体の見当しか言えぬが非定型精神病，および精神分裂病で5−10％，躁うつ病で1％内外のようである」とされている。この研究は，統計学的な検討がなされていないものの，精神病圏の指標として，「漏斗状幹上開」と「メビウスの木」（いずれも「完全開放型」の特殊型と考えられる）とを抽出したという点で臨床的な意義が極めて高い。

　以上のような知見を踏まえたうえで癌の方々のバウムを見てみると，「開放型」のバウムが多く見られる。佐々木（2002）の乳癌患者を対象とする検討では，「完全開放型」がかなりの頻度（20例中7例，35％）でみられた。良性腫瘍もしくは検診で乳腺外来を受診した16名では「完全開放型」は1例に認められただけであり，統計的な有意差も示されている。筆者の経験でも「完全開放型」をはじめとして「開放型」のバウムがしばしばみられた。

　ちなみに，先に引用させていただいた『最後の樹木画』（水口，2002）にも，癌の方々のバウムが示されている。ここでは，Kochの4Bの鉛筆を用いる原法ではなく，12色のクレヨンが用いられていることと，教示が，「あなたの気持ちを知りたいのです」と前置きして，「一本の木を描いてください」「実のなる木を描いてください」と二種類のテストを行っている点がユニークである。このような教示の違いや鉛筆とクレヨンの違いはあるものの，示されている図版のなかには，「完全開放型」や「閉鎖不全型」のバウムもいくつか見られる。クレヨンを使っている関係で，先端処理がやや曖昧になっているので，「完全開放型」の検出感度は低下することが予測されるが，それでもかなりの数見られることは，癌の方々にかなりの頻度で「完全開放型」が見られることを示唆する。

病態水準という観点から

　このように「完全開放型」のバウムは，健常成人ではほとんど見られないものだが，佐々木の研究が示すように，癌の方々にはかなりの頻度で見られる。すでに述べたように，先端開放型の木は，当初，精神病圏の指標とされ，後に自我境界の脆弱さを示すとされたものだが，これが癌患者に見られ

ることから，癌患者が，精神病圏の患者に見られるようなある種の脆弱性，自我境界の脆弱性を共有しているのではないかと示唆される。(癌患者が精神病だといっているわけではないことに注意)。これは，病態水準の観点から見ると，きわめて重要な知見であると思われる。癌患者，特にターミナルの患者の心理に関しては，Kübler-Ross (1969) の「5段階説」が有名である。癌という病名を知らされた後，否認，怒り，取引，抑うつ，受容の五つの段階を経過すると述べられている。しかし，抑うつといっても神経症圏から精神病圏までその深さはさまざまある。従来，癌患者の心理学的な問題としては，発病によるストレス，抑うつ，癌ノイローゼなど，反応性，もしくはせいぜい神経症圏の問題として捉えられてきたのではないかと思われるが，バウムから察すると，その病態水準が精神病圏の深さに相当することが示唆される。

　これは，癌の方々が精神病であると主張しているわけではないことを強調しておかねばならない。正確に言うなら，先ほども述べたように，精神病圏の患者に見られるようなある種の脆弱性を共有している。このような誤解を避けるために筆者は「境界脆弱症候群」という概念で捉えようと試みた（岸本，2002）が，病態水準という点にこだわるならば，筆者の想定する神経症圏とか精神病圏とは，精神医学における狭義の概念ではなく，心理臨床の領域での用法に従う。すなわち，心理臨床の領域では，薬物や精神科との連携の必要性という観点から，自我の強さが保たれているか否かが重要であり，大別的に，自我の強さが保たれている神経症圏，自我が脆く，自我境界が希薄である精神病圏，その他躁うつ病圏，境界例，いわゆる正常，が区別される。このような立場からは，精神病圏は妄想や幻覚の有無にかかわらず「自分が自分であること」を失った病であり，不用意な他者の接近は患者にはほとんど「侵入」なり「攻撃」と映り，対人関係を結ぶのが苦手で社会的に孤立しやすいと記述される。メビウスの木は，このような状況を視覚的なイメージでよく表している。

　心理療法的な関わりをする際，病態水準の見立てが重要であることは言を俟たないが，癌患者に限っては病態水準的な検討がなされなかったのはなぜ

だろうか。一つには，Kübler-Ross の 5 段階説の影響が根深く，それに縛られて，病態水準という観点が脱落してしまったことが挙げられる。癌患者の心理的側面に言及する際しばしば引用されるのが，この Kübler-Ross の仕事だが，これが一つの枠組みを提供してしまったため，以後の研究者・治療者はこの枠から見ることとなり，病態水準という観点から見ることが抜け落ちてしまったのではないだろうか。また，癌患者への心理的な援助に関しては，心理療法家よりも，精神科医をはじめとする医師，看護師など，医学的な観点を背景に持つ治療者が中心的な位置を占めており，いわゆる臨床心理学的な観点が背後に退かざるを得なかったという事情もあるだろう。

　病態水準という観点はこれまで盲点となっていたが，ここで示したように，癌患者に接する際，精神病圏の，あるいは井筒の意識論の立場からいえば創像的水準の，深さを想定しておく必要があるのではないだろうか。筆者は，「精神病圏の深さに相当するような脆弱性」とは，境界脆弱性ではないかと考えているが，この点を「心の皮膚」という観点から論じてみたい。

心の皮膚

　身体は，皮膚によって内部と外部が明確に隔てられている。私の内界と外界の間の心理的な境界が可視的に存在するわけではないが，私が私として成立するためには，私の内界と外界を何らかの意味で隔てる「境界」・心の皮膚が必要だろう。この自他・内外の「境界」が脆い場合，外で起こることが容易に心のなかに侵入してきて脅かす。たとえば，「人が笑っていると，自分のことを笑っているように思って腹が立ってしまう」とか，「テレビで事故のニュースが流れると，つい自分のことのように思って不安となり，いても立ってもいられなくなる」といった具合である。あるいは逆に心のなかのことが容易に漏れ出してしまう。幹の内空間と外空間とが容易に交通してしまう「完全開放型」のバウムはこのような事態をうまく視覚化して見せてくれる。

　すでに山中 (1976) も，「漏斗状幹上開」は，「あたかも幻聴や作為体験など，他者からの影響が勝手に外部から侵入してきたり，藤縄らのいう自我漏

洩のごとく，内部から自我内容が漏れ出てしまうことの，そのいずれもが可能なイメージとなっている。いわば，自我境界が破れて，内界と外界が勝手に連絡してしまったという状態とでもいえようか」と，「境界」の脆弱性を指摘している。ここで自我境界という言葉から，あえて自我という言葉をのぞいて，「境界」としたのは，単に自我の境界だけではなく，事物間の境界も同様に曖昧となってくると考えているからである。

　第4章で，意識の昼においては，主客は対立し事物は存在論的自己同一性を保つが，意識の夜には，主客の区別がなくなり，事物の存在論的自己同一性も揺らぐことを指摘した。テレビの連続ドラマの太陽君が声が出なくなるのを見て自分が苦しくなったり，あるいは米澤先生の病気の体験を聞かれてつらくなったり，周囲の視線が気になったり，これらはすべて「境界」の脆弱性，あるいは「心の皮膚」の脆さを示すものであり，その状況が「完全開放型」のバウムによく表現されている。「完全開放型」のバウムは，意識の夜に見られる木の姿ともいえる。

　このような「境界」が脆弱な状況においては，周囲で起こることが自分のことのように感じられたり，あるいは自分のことが他人事のように感じられるなど，主客の逆転や融合が起こりやすいため，さまざまな場面でコミュニケーションの行き違いが生じやすくなることは容易に想像される。また，言葉がさまざまな響きを持つようになるため，言語的なコミュニケーションも思わぬ行き違いが生じることになりやすい。言葉の問題については，インフォームドコンセントとの関係も含めて後に触れることにしたい。

　筆者は100名を超える医学生にバウムを描いてもらう機会があったが，枯木は皆無であった（岸本，2002）。「開放型」全体でも16％，「完全開放型」はわずかに2％であった。このように，バウムひとつ見ても医者と患者との間には大きな隔たりがある。このことは，裏を返せば，われわれが通常の感覚で接していると，大きなすれ違いが生じかねないことを示唆する。一見元気そうに見えても，「テーブルの下」は震えているのである。開放型のバウムは「テーブルの下」の震えを垣間見せてくれる。

6．バウムと意識の水準

メビウスの木と意識の水準

　以上がいわゆる心理学的な観点からの理解だが，癌患者のバウムを，井筒の意識論から見るとどうなるだろうか。心理学的な観点からは，上述のように，病態水準との関連で捉え，幹先端の開放は，どちらかといえば病的なサインと見なされる傾向がある。何とか自分が保てているか，そうでないかということの一つの目安とされる。しかし，井筒の意識論は少し異なる見方を提供してくれる。

　第1章で，表層意識の特徴として，事物の存在論的自己同一性ということを挙げた。つまり，花はどこまでも花であって木ではなく，木はどこまでも木であって花でない。花には花の，木には木の本質があり，両者は截然と区別されている。しかし，意識が変容し，深層に拓かれてくると，存在の風景も変わり，花は花でありつつ必ずしも花でなくなり，木は必ずしも木ではなくなる。花と木を分割していた分節線が曖昧となる。このような事態を視覚化した一つのイメージがメビウスの木だと見ることはできないだろうか。意識の水準の変化に伴って存在の風景も一変する。その一つの現れがメビウスの木ではないだろうか。

　井筒（1983 a）による，『正法眼蔵』第二十九山水経（道元）の分析を引いてみよう。「山水経」のなかで，道元は芙蓉道楷（ふようどうかい）の「青山常運歩」と雲門文偃（うんもんぶんえん）の「東山水上行」を取り上げる。山が歩き，山が流れる。そう聞いて，人びとは驚く。山は不動。流れるのは水ではないのか，と。山や水の本質に引っかかって山や水を見るからそういうことになるのである。分節（Ⅰ）に留まる限り，それは妄想としか言いようがないだろう。

　これに対して道元は言う，「知るべし，解脱にして繋縛なしといへども，諸法住位せり」と。これは分節（Ⅱ）における諸物の本源的な存在の仕方を

言い表したものである。諸法住位，つまり，水は水の存在的位置を占め，山は山の存在的位置を占めて，それぞれ完全に分節されてはいるが，しかしこの山と水とは「解脱」した（無「本質」的）山と水であって，「本質」に由来する一切の繋縛から脱している。山は山の本質に縛られないから，流れもすれば歩きもする。

　道元は言う，深海に棲む竜や魚は，人間にとって水であるものを，宮殿，楼閣と見ているかもしれないと。われわれが水と分節するものを竜や魚は宮殿と分節する。一方，天人たちは水を瓔珞（宝石の首飾り）と見る，と経典に書かれている。水を美しい花と見る天人もあるという。その同じ水を，鬼畜は猛火と見，濃血と見る。この調子でいけば，水を樹林とし，土塀として分節するものがあっても何の不思議もない（井筒，1983a）。そして道元の存在分節論はさらに続く。人間だけに特有の視点を離れ，天人や竜魚や餓鬼たちの視点まで含めた高次の視点に現れてくる「類随の諸見不同」なるところも超えて，さらに「水，水を見る」ところに跳出しなければならない。人が見る水ではなくて，水が見る水。そこに水を見る人間はいない。この境位は，人間の言語的主体性の域を超えている。

　自分は白血病で，ひょっとしたらもう残された時間が少ないかもしれないという思いが頭を過ぎる。家族のことが，自分の歩んできた人生が，胸中を去来する。そんなとき，いつも見慣れていた富士の山が目に入る。それまでは何気なく見ていた富士の山なのに，いつもと違う。妙に生々しい。そのうちに，いろいろな富士の山が思い出とともに私のなかを駆け抜けていく。こうして，富士の山は走り，流れるのである。さらに，そんなふうに山を見ているうちに，私が山を見ているのか，山が私を見ているのかわからなくなる。あるいは，山はいつのまにか鳥に姿を変え，飛び立っていったり，山のなかから女性が現れ，両の手に奇麗な玉を持って私に差し出してくれる。このような山の変容は，単なる空想・夢想ではなく，意識水準の変容に伴った，山のリアルな変容である。山が流れるというのは，単なる比喩ではない。そのような意識状態にある人が，バウムを描くとき，幹の先端が開いて

も，別段不思議に思われないのではないだろうか。

　東洋思想には，意識水準の変容と存在風景の変容をさまざまな立場から記述してきた伝統がある。そのなかにメビウスの木を置いてみると，メビウスの木が異なった姿で見えてくる。バウムにおいて幹の先端が開き，木の内界と外界が互いに流入し始めるようになるのは，深層意識が拓かれて，事物が相互に浸透し，相即相入することの一つの形象化であるともいえる。メビウスの木を，単に統合失調症圏の指標，自我境界の脆弱さの現れと見るだけではなく，意識水準の変容というより広いコンテクストのなかに位置づけるならば，メビウスの木を必ずしも病的なサインと見る必要はないということになるだろう。

　メビウスの木は，バウムが空間的に開かれていくことを視覚化したものといえるが，深層意識においてはバウムは時間的にも開かれる。それが次のイニシャルイメージとしてのバウムである。

イニシャルイメージとしてのバウム

　イニシャルイメージとは筆者の造語であるが，これはイニシャルドリームを一般化したものである。夢分析では周知のことだが，初回に報告される夢のなかには，治療の過程や予後を展望するような夢が見られることが少なくない。その重要性に注目して，イニシャルドリームということが言われるようになったが，治療経過を展望するようなイメージは夢に限らない。以下に示すように，バウムにも治療の経過を展望するようなイメージを見ることがあり，イニシャルドリームに相当するような重要性を認めることができると思われる。そこで，イニシャルドリームという考え方を一般化し，イニシャルイメージと呼びたいと思う。いくつかの例を示してみたい。

　松山さん（50代女性，仮名）は，白血病の再発で入院された。松山さんが入院された部屋は2人部屋で，同室におられたのは，やはり白血病で治療中の梶原さん（40代女性，仮名）だった。松山さんは，病状は芳しくなかったが，2回目の入院ということで，慣れておられたこともあり，病室で

は元気そうで笑顔もよくみられ，冗談もよく口をついて出た．一方，梶原さんの方は，抗癌剤治療が奏効して寛解状態に入っていたが，初めての入院ということもあり，入院当初から呆然としておられることが多く，涙もよく見られ，後で分かったことだが，悪夢も繰り返し見られていたようである．このお二人に，同じときに，バウムを描いていただいた．松山さんは再発して入院されて間もないころ，梶原さんは寛解に至り地固め療法と呼ばれる抗癌剤治療を行っている最中のことである．

　松山さんのバウムは，裸木に近い，枝に数枚の葉を残すだけの木で，幹の先端は先細りになってはいるものの開放したままになっている（先端開放型）．冠線もなく，幹の先端を閉じようという意識は見られるものの，閉じることができず，結果的にはメビウスの木と同じ構造を呈した．幹の線もよく見ると途切れている部分がある．一方，梶原さんのバウムはリンゴの木で，実もたくさんなっており，冠線もかかれていて先端は一応閉じている．

　二人のバウムは，外見上の印象とは対照的であった．再発とはいうものの元気そうな松山さんが，幹の先端の開放した力のないバウムであったのに対し，寛解に至ったが落ち込みがちの梶原さんの方が，幹の先端が閉じたしっかりとしたバウムを描かれたのには驚いた．

　松山さんと梶原さんのバウムは，イニシャルイメージという側面も持ち合わせているように思われる．松山さんのバウムは，よく笑い，冗談も口をついて出る元気そうな外見上の印象とは反対に，わずかに数枚の葉をつけただけの弱々しいバウムで，幹の先端も開いていた．これに対し，落ち込みがちで，茫然としていることが多かった梶原さんの方が，実がたくさんなったしっかりしたリンゴの木を描かれたのは対照的であった．この約3カ月後に松山さんは亡くなられ，梶原さんはいろいろ大変なところをとおりながら最終的には治癒されたことを思うとき，バウムのイメージが語るものの深さを感じずにはいられない．

　さらに注意してみると，梶原さんのバウムは，2本の幹線は幹の中ほどで一度途切れ，やや内側から再び始まっている．これは，ちょうど幹の中ほどに別の木が移植されたような状態を呈しており，梶原さんが骨髄移植を受け

て治癒されたことがそこにすでに語られていた，と山中（1999）は指摘した。梶原さんは寛解に至り，地固め療法も無事終了されて退院されてから絵日記をつけ始められた。強化療法で再入院されたときその絵日記を見せていただいたのだが，そこに，自発的に実のなる木が描かれており，こちらの方は色も塗られていた。その幹を見てみると，最初に描かれたバウムと同じように，幹線は中ほどで途切れ，やや内側から始まっていて，幹の構造は初回と同じであった。このように2回とも同じ構造の幹を描かれたことから，幹の移植構造が偶然ではないことがわかる。transplantation（移植）とは，もともと植物学に由来する概念であり，幹に別の木を接木することを指していた。移植のイメージとしてはこちらの方がより根源的なイメージといえる。

梶原さんの骨髄移植については，医学的にも必然性があった。通常であれば，梶原さんの病型は，抗癌剤治療だけでも治癒の可能性があり，移植が必須というわけではなかった。しかし，強化療法中に，使用されていた数種類の抗癌剤のうち，重要な一つの抗癌剤に対してアレルギーを生じ，途中からその薬が使えなくなった。これは化学療法（抗癌剤治療）のみで寛解を維持することが将来的に困難になる可能性を示唆しており，治癒を目指すためには骨髄移植が不可欠の治療となったのである。こうしてみると，梶原さんが，移植されたバウムを描かれたことに，深い意味を感じざるを得ない。

ある白血病の男性（20歳代）が描いてくれたバウムも印象的なものであった。彼はしっかりとした太い幹の木を描いた。根をしっかりとはり，太い枝も複雑に分枝し，リンゴもたくさんなっていて，力強さを感じさせた。しかし，枝の間からまるで稲妻のように差し込んでいる光が，このバウムを極めて特異なものにしていた。一筋の光が差し込んでくるのが見えた，それをどうしても描きたかったのだという。この光のイメージは，治療者にとって支えとなった。結果的には，彼は，2回の再発を乗り越えて，危篤に近い重篤な状態も乗り越えて，治癒された。経過中に，暗澹たる状況に何度も落ち込みながら，一筋の光が差し込んで助かるということが何度かあったので，筆者にとってこのバウムは極めて印象深いものである。

元気な木を描かれたから予後がよい，というような単純なものではない。それはイニシャルドリームと同じである。それに，バウム自体，治療に伴ってどんどん変化する。しかしながら，ここで示したように，バウムについても，イニシャルドリームと同等の臨床的な意義を認めることができる場合が確かにある。では，なぜ癌患者のバウムにイニシャルイメージが見られるのか。ここにも，意識水準の変化が反映されているように思う。意識に多層性を認める本稿の立場からすると，夢も無意識の現れというよりは深層意識の一つとみなされるが，夢にしろバウムにしろ，イニシャルイメージが現れてくること自体，背後に意識水準の変化があることを示唆している。

　イニシャルイメージについても，井筒の意識論が示唆を与えてくれる。井筒は東洋的時間意識の一元型として「創造不断」を措定する（井筒, 1989）。「創造不断」という論文のなかで，井筒はイブヌ・ル・アラビーのイスラーム的時間論と道元の「有時」論を取り上げているが，イニシャルイメージとの関連から，本稿では後者について述べる。
　「創造不断」。時々刻々に新しく創造される世界。道元はそれを「有時経歴」と呼ぶ。道元は言う。「薪が燃えて灰になる。いったん，灰になってからは，また元に戻って薪になることは不可能だ（と，普通の人間の常識は考えている）。だが，このような誤った経験的認識の事実に基いて，灰は後，薪は先，というふうに見てはならない。事の真相はむしろ次のようである。薪は，薪である限りはあくまで薪なのであって，独立無伴，その前後から切り離されている。前の何かから薪となり，またその薪が後の何かになる，というのではない」。薪は薪でありながら，しかもべったり連続して薪であるのではなく，刻一刻，新しく薪であるのだ。われわれが，普通，切れ目のない連続した一条の流れとして表象しがちな時間なるものを観想意識（深層意識）の目で見た場合，前後裁断的「瞬間」の非連続的連続として現れてくる，と井筒は説く。
　このような時々刻々の世界現出としての時間は，「創造不断」の，いわば表面的形式に過ぎない。そして，井筒は，「創造不断」の内部構造を，マン

ダラ的時間意識と呼ぶ。常識的には，それは時間ではなく，無時間であり，超時間である。このような内的状態にあるとき，人はもはや時間のなかにいない。時間を超えているといっても，深い眠りや，ゲーム・仕事に熱中している最中の人が体験するような時間喪失，時間を忘れるというような意味ではない。そのような，単なる時間喪失と区別するために，井筒は「非時間性」という言葉を導入する。それは，深層意識の極限・ゼロポイントにおいて体験される，一方では無時間的と見えるほどの時間性の稀薄な，しかしまた一方では時間性の充実の極致でもある観想的事態であるという。

　マンダラ的時間意識において，「同時炳現」，すなわち万物は一挙に開顕する。同時炳現とは，澄み静まった観想意識の鏡面に，あらゆる存在者が，過去・現在・未来の区別を脱して，ありのままに，全部一度にその姿を映し出すという海印三昧的存在ヴィジョンである。胎蔵マンダラはこの事態を見事に視覚化しているが，イニシャルイメージもこれに近いものではないかと思われる。

　癌を患った瞬間から，時間の流れが止まる，一瞬一瞬がかけがえのないものと感じられる，とよく言われる。意識水準の変容に伴って存在風景も変容することを述べたが，時間の流れ方も変わるのである。それまで，時間は連続的に一様に流れていた。しかし，癌と分かった瞬間から，一瞬一瞬が刻一刻と痛切に感じられる。途切れ途切れの刹那の連続。それは連続的に流れるニュートンの絶対時間ではなく，道元の時々刻々，一瞬一瞬に新しい有時経歴の時間である。そのように時間の流れが変わったとき，創造不断の内的構造をなすマンダラ的時間を体験する。現在も過去も未来もそこに含まれるような非時間的体験を。イニシャルイメージとは，そのようにして垣間見られたマンダラ的時間体験の一つではないかと思う。

　このように，癌患者のバウムに見られる幹先端の開放やイニシャルイメージとしてのバウムは，井筒の意識論の立場から見ると，必ずしも病的なものとはいえず，意識水準の変容に伴った存在風景の変貌や時間体験の変貌を物語るものと捉えることができると思う。癌の治療において，時空間は必ずしも均一ではないことを知らねばならない。

第6章　無意識的身体心像

1．無意識的身体心像とは

　本章では，無意識的身体心像という現象について述べる。合理的精神の立場からは，そんなことはありえないと批判されるかもしれないし，単なる偶然と一笑に付されるかもしれないが，意識の水準という観点から見るなら，きわめて重要な現象と思われるので，ここで取り上げることにした。
　第4章で述べたように，意識の夜・深層意識においては，物と物との間にある分節線・「境界」が曖昧となり，相互に流入し合う。心と身体も例外ではない。深層においては心身の間の「境界」が不鮮明になる。身体のあり方も深層においては変わる。無意識的身体心像とは，深層意識の観る身体，身体の深層の一つの姿ではないかと考えている。
　心理療法の過程で生み出される夢・絵画・箱庭などのさまざまなイメージは，多くの場合，クライエントの心的世界・心的現実の表現とみなされてきた。しかしながら，クライエントが示すこれらのイメージは，心的側面だけでなく，身体的側面も表している場合がある。河合（1998）も「箱庭の作品にも"からだの面"が表現されるときがある，と最近考えていた」と述べている。山中（1985 b）は次のような印象的な事例を述べている。仮に尹さんと名づけられたその人は，脳卒中後遺精神障害および左半身麻痺とアルコール依存症のために入院中であったが，入院後に肺癌が合併していることが明らかとなった。肺癌のことは当人には知らされていなかったが，次のような話が語られたのである。

カナダの北方で雁が異常発生しよって、これがアフリカへ飛ぶんです。そこではバッタが異常発生していて、新しい草を全部食べてしまいよるんですが、移動した雁がこれをまた食べよるんですな……。

雁の大陸移動というテーマに心を動かされた山中は、精査してみると、果たして肺癌の脳転移が明らかとなったという。雁(ガン)の大陸移動と癌(ガン)の転移(肺から脳への移動)が重なっているのである。移動したのは果たして雁なのか、癌なのか。ここでは雁と癌の境界線が曖昧になっている。そんなばかなことはない、癌は癌であって雁ではない、と人は言うだろう。しかし、もし尹さんの意識水準が変化したとしていたら、意識の夜を体験しておられたとしたら、まったく荒唐無稽の話として無視してよいものかどうか。深層意識の見た心とも体とも区別のつかないイメージとして捉えるならば、必ずしも荒唐無稽な話としてすませるわけにはいかないというのが筆者の立場である。

無意識的に身体像が表現されるこのようなイメージを、山中は「無意識的身体心像」と呼んだ(山中、1985b)。あとで紹介するユング派分析家 Bach (1990) も、その著書のなかで(特に名前は付けていないが)同様の現象に言及している。山中と Bach の記述はそれぞれ独立してなされたものであり、興味深い。無意識的身体心像がどのようなものであるか、いくつか例を挙げて示す。

2. 無意識的身体心像の諸相

語りに見られる無意識的身体心像

山中(1985b)の論文より、先に触れた尹さんの語りをもう少し引用してみたい。

「カナダの西海岸から八百キロ東に入ったところにキング島という島があるそうですね。そこの島にはコンブやワカメが年間十万トンも、何もせんでもうちあげるため、そこへ行く船はスクリューが引っかかって困るとかで

す。それを土のなかに埋めておくと，毒性のガスが発生して雁が落ちるのだそうです」。このころ，咳や痰がひどく，右肺の悪化は著しかったと記載されている。

「アラスカの東方十二キロのところに砂漠があって，そこの砂は塩分が多いんですな。そして不思議なことに，シベリア上空の雲が，そっちのほうへ引っ張られとるんです」。尹さんの右肺はこのころ完全に無気肺となっており，内臓は片方へ引っ張られた状態であった。

これらの話は，病巣のことを意識しながら語られたものではない。そもそも尹さんは肺癌のことを知らされていなかった。これらは，ふつうなら無意味な空想・幻想とみなされて，真剣に耳を傾けられることが少ないのではないだろうか。しかし，山中はこれらの一見荒唐無稽と思われる空想・幻想が，実は身体状況をイメージ的に語っており，無意味なものではないことを発見したのである。これはちょうど Jung（1908）が，たとえばある精神病者の「私はソクラテスである」という妄想は，実は私は不当に糾弾されているという主張の比喩的表現であり，精神病者の一見無意味な妄想観念にも心理学的な意味がある場合があることを見出したのとちょうど対極をなすのではないだろうか。

夢に見られる無意識的身体心像

Freud（1900）は，『夢判断』のなかで，夢の源泉を，外的（客観的）感覚興奮，内的（主観的）感覚興奮，内的（器官的）身体刺激，純粋に心的な刺激源，の四つに分類している。三番目の「内的（器官的）身体刺激」に由来する夢が，無意識的身体心像に相当する。「シュトリュムペルは，"睡眠状態において，心は，自分の身体について覚醒状態よりもはるかに深くて広い感覚意識を持つようになり，覚醒時にはまったく感じられないような，自分のからだの各部分や諸変化に由来する刺激印象を感知してその影響を受けることを免れない"といっているが，シュトリュムペルをしてかくいわしめた経験は，非常に古い時代から人びとの注意を惹いていたものである。人は夢で，覚醒時には全然気づくことのない病気の進行を知ることができるよう

だ,とすでにアリストテレスが言っている。……ある種の人間においては,内部諸器官のはっきりとした障害が夢の原因になる。一般に認められているところであるが,心臓や肺臓が悪いと頻繁に不安な夢を見る。……心臓病を患っている人の夢は概して非常に短く,恐怖とともに目を覚ます。……肺結核患者は窒息,圧迫,逃亡の夢を見る。彼らは,ほとんど例外なしに,ベルナーが,うつぶせに寝たり気道を覆ったりして実験的に作り出した周知の悪夢にうなされる。消化器系統の障害では,物を食べたり吐いたりする夢を見る。最後に性欲興奮が夢内容に与える影響は説明するまでもないだろう」。Freudが内的身体刺激に由来すると分類したこれらの夢のイメージは,夢という無意識的な状況で生じてくる,身体の疾患とパラレルなイメージであり,本稿で議論している無意識的身体心像そのものであることに異論はないだろう。

　人類は,古代より,身体疾患や臓器の障害が何らかの形で夢に反映されることに気づいていた。すでにヒポクラテスは睡眠中に魂は病因をイメージで捉えることができ,夢を見ている人の健康状態は夢に反映されると述べている(Meier, 1972)。これは西洋に特異的な観点ではない。中国医学においては,『黄帝内経』が「淫邪発夢」あるいは「正邪発夢」のメカニズムを提起して以来,夢象(夢のイメージ)を臓象(内臓の状態)と関連付けてきたという(劉, 1989)。たとえば,『黄帝内経霊枢淫邪発夢篇』に「肝気盛んなれば即ち夢に怒る。肺気盛んなれば即ち夢に恐懼・哭泣・飛揚す。心気盛んなれば即ち夢に善く笑い恐懼す。脾気盛んなれば即ち夢に歌楽し,身体重くして挙がらず。腎気盛んなれば即ち夢に腰脊両解して属せず」とある。夢の解釈は五臓と五行の対応関係を前提としており,多分に思弁的との批判がなされるかもしれないが,これらはむしろ多くの臨床経験に基づいていることを劉は強調している。中国医学における五臓の概念は必ずしも西洋の各臓器の概念と一致するものではないが,内臓の状態と夢のイメージに対応関係を見ている点では同じである。こうしてみると,少なくとも夢に関しては,無意識的身体心像という現象は,かなり以前から知られていたことがわかる。

　ここにもう一つ印象的な例を加えておきたい。それは山中康裕自身が人工

骨頭置換術の手術を受けた際に体験した夢ともヴィジョンとも区別のつかない夢・ヴィジョン体験である（山中，1993）。七つの夢・ヴィジョンが記されているが，そのなかに次のような夢・ヴィジョンがある。「真っ二つに切断された車があってそれをくっつけている。それが3回目にばしゃっと合う」。これが人工骨頭を嵌める場面だと理解した山中は後で主治医に確認したという。「先生，足をはめるとき，3回試みたでしょう。はじめは右から，次に左から，最後は真中から合わせてうまくいったでしょう。」と。主治医は「あんた，なんでわかるの，麻酔きいてなかったのかな」と驚いたという。もちろん手術中は全身麻酔のために，いわゆる意識が喪失した状態で，骨頭をはめる場面など知る由もない。これも無意識的身体心像の一つと見ることができる。人工骨頭を股関節にはめこむ場面が，ヴィジョンのなかで，切断された車が一つに合体する場面として捉えられている。

このような現象が見られることから，夢を診断学的に利用しようという試みは繰り返しなされてきた。夢のイメージと病巣部が一義的に対応するのであれば話は簡単だが，実際には，「睡眠中に感覚に働きかけてくる刺激は，そのままの形では夢に現れず，その刺激に何らかの関係を持った別の表象によって代理される」（Freud, 1900），すなわち，心の象徴機能によりイメージとして表現されるがゆえに，夢のイメージの解釈をめぐってさまざまな夢判断の書が現れることになったのである。本章では無意識的身体心像が夢に限らず，種々のイメージに表現されることを示しているが，その解釈をめぐっては，夢の解釈と同様の問題が生じることを心せねばならない。

絵画に見られる無意識的身体心像
患者の描く絵画にも，無意識的に身体的側面が現れることがある。ユング派分析家 Bach（1990）の『生命はその生涯を描く』は，重病（主に脳腫瘍と白血病）の子供たちの描いた絵を分析した著書であるが，「病状の反映としての自由画」という項目で，無意識的身体心像に相当する絵が紹介されている。筆者の最も印象に残ったのは，「日の出か，日の入りか」と題された

頭蓋咽頭腫（脳腫瘍の一種）の10歳男子の絵である。「手術前に描かれたこの絵では，二つの小山の間にある黄赤色で光線のない太陽は，視神経と視交差の間にある栗の実大の実質性腫瘍（頭蓋咽頭腫）の部位と色を正確に反映している」。この著書には，病巣部の解剖図が並べて載せられているので，その符合がいっそうはっきりする。急性白血病の17歳女子が描いた「外来へ続く石畳の道」の，石畳（もしくは落ち葉）が地面に敷き詰められた様子は，骨髄の血液像を思わせる。これも，骨髄の顕微鏡写真が並置されているので，その類比がより明らかなものとなっている。このように，患者が描く絵には，病巣部のイメージが無意識的に表現されている場合がある。『最期の樹木画』に掲載されている最初の樹木画も，筆者には癌が気管支を浸潤している様子が重なって見える。

　喘息患者の風景構成法にも身体的側面が無意識的に表現される場合がある。待鳥（1996）は，川の流れを堰き止めるような石が描かれている事例を複数報告している。宮木（1998）の事例では，道が複雑に分岐を繰り返し，しかも途中から舗装されていなかったり工事のために途切れていたりする。気管支喘息の患者は，発作の際，気道の狭窄と粘調な痰により呼吸困難に陥るが，川の流れが堰き止められたり，道が工事中で渋滞したりというイメージは，障害された気道のイメージと重なる。（癌患者の描くバウム［実のなる木の絵］に，病巣のイメージが見られることを筆者自身も経験している）。

　興味深いのは，宮木も待鳥も，治療の進展に伴って堰き止められていた流れが回復していくことを指摘している。もちろん，すべての喘息患者が川のなかに石を描くわけではないし，治るときに堰き止められていた流れが回復するわけでもない。逆に川のなかに石を描けば喘息というわけでもない。無意識的身体心像は，本質的にはイメージであり，多義的なものであるということを十分理解していないと，過ちを犯すことになる。とはいえ，流れを堰き（咳）止めるというイメージがこれらの事例で共通して見られることは，心理学的観点のみならず，身体的な観点からも興味深い。喘息という身体疾患があり，それを風景構成法などのイメージとして表現すると，身体状況が反映されて川のなかに石が描かれたりすると考えるのがふつうであるが，真

相は逆かもしれない。すなわち，何らかの流れが堰き止められるという事態が核にあり，それが身体的に表現されたものが喘息であり，イメージとして捉えると川のなかの石であったり，途切れた道であるのかもしれない。これは病をどう捉えるかということに関わる極めて重要な問題を提示するが，本稿の射程を超えるので，ここではこれ以上触れることは控えたい。

3．無意識的身体心像の危険性

　以上の例からわかるように，無意識的身体心像はその目で見ないと見えてこない。切断された車の合体を，人工骨頭を股関節に入れる場面と読み取ることができなければ，あるいは，太陽を腫瘍に見立てることができなければ，この種の現象を捉えることはできない。しかし一方で，ひとたび無意識的身体心像という観点を得ると，あらゆる表現に身体像を読み取ろうとしてしまう危険もある。そこで，本節では無意識的身体心像という現象とどのような姿勢で取り組むのがよいのか，検討しておきたい。

　Bach（1990）の著書『生命はその生涯を描く』は，彼女の50年にわたる仕事の集大成であり，脳腫瘍や白血病などの癌を患う子どもたちが描く絵には無意識的に身体的側面が表現される場合があることを示した点で極めて意義深いものである。しかし，その著書では，予言サインへの執念ともいえる執拗な言及がなされていて，少し違和感を覚えた。また，患者の自由画の解釈に際して，「対象の数，色，モチーフの変化をめぐって」仮の解釈を行い，「これを支持してくれるような何かを発見できたときが，物語を集めて一つにしていく作業のなかで最も満足のいく瞬間の一つ」という言葉や，（自由画から予後や身体状況を読み取ることに）「発見の喜びをなくさないようにしよう」などの表現が見られ，気になった。癌の子供たちと会っていく仕事は確かにつらい仕事なので，どこかに「発見の喜び」を持っていないと続かないと思われるが，治療者だけ喜んでいても仕方がない。これは治療者の根本姿勢に関わることでもある。

　『生命はその生涯を描く』に収められているキーペンホイアー博士の事例

は，治療者の姿勢を考えるうえで示唆的であると思われるので，取り上げてみたい。急性白血病の男子アドリアンは，航海中の船が海賊に襲われた場面を描いた。甲板で海賊との戦いが繰り広げられているなかで，マストの頂上から状況を見つめている水兵を描いている。アドリアンは，その後再び，航海中の海賊船を描いたが，再びマストの頂上にいて望遠鏡で遠く別の船を見つめている水兵が治療者の目にとまり，治療者がこの人は誰かなと尋ねたところ，アドリアンは「先生だよ」と答えた。治療者はこの答えに満足したようだが，なかなか微妙であると思う。同じ船に乗ってはいるが，船上での船員にとって治療者はあまりにも高い所にいるのではないだろうか。アドリアンにとって，治療者が，高いところで遙か彼方を眺めている人に映ったことを，単純に喜んでいいのだろうか。

　この点について，現在，筆者は次のように考えている。以前は，治療者の高所から全体を遠くまで見通す姿勢に対して，批判的であり，患者のいる世界に降りていくことが必要なのではないかと考えていた。山中 (1985 b) は「一切コメントをはさまず，すべて彼が語るのをそのままに傾聴」するという姿勢を根本に置いているし，Bach 自身も「暖かくてゆっくりとしたアプローチの重要性」を強調している。しかし，何の読みもなく降りていくことも危険なのである。ユング派分析家の Bosnak (1989) は，エイズ患者とのドリームワークを行うなかで，治療者と患者の関係が融合 (fusion) となることを体験したと述べている。その詳細な記録が出版されているが，その翻訳に付された「"物語"としての事例研究」という巻頭論文のなかで，河合 (2003) は「安易な融合は，極めて危険な状態を招くことが多い」と指摘し，「融合」(fusion) が「混乱」(confusion) にならないようにするために細心の注意が必要で，「最愛の妻の臨終が描けるくらい冷たい目をしていると自らを責めたクロード・モネのことを思い出し」ている Bosnak の文章を引用して，「相当な"冷たい目"をもっていなかったら，融合体験から建設的なものは生まれてこない」と述べている。

　だから，高所から全体を見渡すような姿勢と，甲板に降りていくような姿勢と，その両方が必要になってくる。無意識的身体心像という観点にとらわ

れると，まるでレントゲン写真を読影するかのように，患者の表現を読むことに夢中になって，患者を高所からのみ見てしまうことになりかねない。かといって，そういう視点も持たないでひたすら患者と融合しようとするだけでは，善意の押し売りのようなことになってしまいかねない。そのあたりのバランスは実に難しいと思われる。

　もう一つ注意すべきは，無意識的身体心像という現象は通常の意識状態ではあまり見られないものであり，そのような現象が生じてくる背後に，意識水準の変化があるのではないかと察せられる。次節ではこの問題について考えてみたい。

4．無意識的身体心像と意識水準の変化

　われわれが日の出の絵を描いてもそれが脳腫瘍の診断根拠になるわけではない。そういう例は稀だろう。しかし，脳腫瘍や白血病などの悪性腫瘍から心身症に至るまで，丹念に検討すると，身体疾患の患者たちの語り・絵・夢に身体的なイメージが表現されていることは意外に多いのではないかと思われる。紙数の関係で省いたが，筆者自身もそのような例を数多く経験した。ではなぜ彼らの表現するイメージには身体的な側面が現れるのだろうか。ユング派では，Meier（1963）が心身相関を共時性の観点から捉えていて示唆的であるが，本章では，第4章で論じた意識の水準という観点から迫ってみたい。

　無意識的身体心像は，夢に関しては古代より知られていたことが注目される。夢というのは昼の意識の体験ではない。表層意識・意識の「昼」においては，花はあくまでも花であり，木はあくまでも木であって，癌細胞を意味するわけではない。事物は名によって明確に区別されており，相互に交わることはない。一方，意識の深層では存在論的自己同一性が成立しない。夢においてもそうである。私が，異性であったり，動物だったりする。常識的世界では言葉によって区別されている個々の事物が混ざり合う。その際，身体的な側面も流入してくる可能性がある。雁に癌が入ってきたり，炎症が火事

に重なったりということが起こり得る。五官が閉じられて外界からの刺激が入りにくくなっている分、「覚醒時にはまったく感じられないような、自分のからだの各部分や諸変化に由来する刺激印象を感知する」(Freud, 1900)ようになり、身体的なレベルでの出来事が反映されやすいという側面もあるかもしれない。このように、夢においては、覚醒時とは異なる生理的基盤を背景に、意識の水準が変化し、覚醒時に言葉で明確に区切られていた個々の事物は、その境界線が曖昧となって交じり合う。その際、身体の状況も反映される可能性があるが、これが無意識的身体心像となるのではないだろうか。

　無意識的身体心像の背後には意識水準の変化がある、と筆者は考える。無意識的身体心像とは、深層意識が見るリアリティの一つの特殊な形態ではないか、意識水準の変化に伴う存在風景の変貌の、一つの特殊な形態ではないか、と捉えるのである。実際、尹さんは、脳梗塞後の半身不随で身体の動きが制限されて、リビドー（心的エネルギー）が内向したことに加え、以前からのアルコール依存症もあって、意識の水準が現実的水準にはなかったと推測される。また、癌患者の意識は、表層から深層に至るまでさまざまな水準を変動している。癌患者の表現に無意識的身体心像が見られるということは、われわれなら夢でしか感知できないような身体的なレベルでの出来事を、覚醒時においても感じているということを示唆するのではないだろうか。白昼においても「夜の意識」を生きている、と言うこともできる。われわれの語りや絵に無意識的身体心像がほとんど見られないのは、われわれの意識が表層にとどまっているからであろう。

5．微細なる身体

　無意識的身体心像は、深層意識の観る身心像であり、いわゆる物理的な身体とは異なる。両者を混同することは、安易な夢判断と同様、患者の絵や夢や語りから病気の診断を下そうとする偽科学に陥る可能性があり、両者を区別しておく必要がある。井筒の意識論には、残念ながら身体的な側面への言

及はほとんど見られないが，物質と意識に関する井筒の講演（井筒，1987）が示唆的である。

　井筒はまず，東洋的思考の特徴の一つとして「観念論」的思考傾向，すなわち「物質を意識に還元しようとする傾向」があることを指摘する。唯物論者たちは，地・水・火・風の四大元素を文字通りの物質と捉えたが，東洋の思想家の多くは，これらの元素を多かれ少なかれ精神化，あるいは非物質化して捉えた。陰陽五行説における木火土金水，真言密教における六大などは，いずれも文字通りの物質ではなく，「非物質化された物質」である。

　このような観念論的伝統のなかで，井筒が特に重要だと指摘するのは，インドの哲学者たちの立てた「微細物質」と「粗大物質」の理論的区別である。サーンキャ哲学は五つの微細元素，音（声唯），色（色唯），味（味唯），臭（香唯），触（触唯）を認め，それらは一方では五つの感覚器官に，他方では空・火・水・土・風の粗大元素に照応する。

　粗大物質が経験的世界にあって，いわゆる五官により認識されるのに対して，微細物質は経験的世界の彼方にあり，感覚・知覚・理性的思考によっては認識されない，という点が肝要である。微細物質は表層意識には認識できない。それは深層意識的次元で生じる事態であって，認識主体の側に，深層の開示がない限り，捉えられない性質のものである。ここで物質を身体と読み替えれば，無意識的身体心像という現象を深く理解することが可能となるように思われる。ここで考察した，微細／粗大という区別を導入するならば，現代西洋医学が対象とする身体は，「粗大なる身体」に他ならない。たとえ分子生物学的な手法を用いて遺伝子レベル・分子レベルの解明がどれほど進んだとしても，そこに描き出される病態は表層意識の認識の射程内にあり，「粗大なる身体」の枠を超えない。

　これまで見てきたように，癌患者の意識は，日常的，表層的な次元に留まらない。死の影が揺曳し，それまでの価値観が一切その意義を失って脱力状態にあるとき，意識の深層が顔を覗かせる。存在の深みを垣間見る。修行者，瞑想者が意識的に理性的判断を停止して，深層意識を拓こうとするのに対して，癌患者は，癌に引きずられて意識の深層に降りていくという違いは

あるにしても,とにかく深層意識が拓かれる。「微細なる身体」とは,そのような深層意識が観る身体,心とも身体とも区別のつかない身体である。無意識的身体心像は,そのような「微細なる身体」の形象化の一例である。

無意識的身体心像という観点をひとたび得れば,臨床の現場において,無意識的身体心像を見出すことはそれほど難しいことではないかもしれない。しかし,治療者が表層意識に留まる限り,本来深層的な事態を表層に引き上げて理解してしまうことになる。これは,表層と深層の混同に他ならない。無意識的身体心像を,レントゲンを読み解くように探し出すのではなく,「微細なる身体」の姿が垣間見られるほど意識の水準が変容していると捉えて関わっていくことが臨床においては求められるだろう。

6. 深層の知

無意識的身体心像は,身体病変を患者が知的に把握したものではない。心と身体の境界が曖昧となった深層意識が観るイメージである。その背景にある意識水準の変化からすると,深層の知の現れということもできよう。

Wilber (1977) は,世界の思想,哲学,科学などを俯瞰すると,二種類の知の様式を区別できると言う。一つは二元論的知識であり,今一つは非二元論的知識である。前者は観察者とその対象,主体と客体との明確な分離を前提としており,古典物理学が描き出すような世界像に対応する。一方,後者は直接的・無媒介的な知で,見るものと見られるものが分離しておらず,量子力学的な世界観に対応する。このような知の様式の違いは,意識のレベルの違いに対応しており,非二元的な知は,「論理的な証明ではなく,実体験的な事実からなる」と Wilber は言う。これは重要な指摘である。無意識的身体心像を論理的に証明しようとしたり,分析的に解釈するよりも,体験的に知るということがなければ,無意識的身体心像は二元的な知識と化して,患者から離れてしまう。無意識的身体心像は,患者の意識水準の変化を垣間見させてくれるのであり,無意識的身体心像の背後にある意識水準の変化を体験的に知らねばならない。そのためには,治療者自身の意識の水準と

が問題となるだろう。

　井筒の意識論からすると，Wilberの二元論的知識は表層意識の知，非二元論的知識は深層意識の知ということができるだろう。現代医学の成果は，東洋思想のコンテクストに置くとき，表層の知の極致といえるだろう。東洋思想の伝統においては後者に力点が置かれる傾向があることは否めないが，その一方で二重写しという考え方も通底しており，単純に表層における知を軽んじるわけにはいかない。特に癌を相手にする場合，現代医学の成果を無視するわけには行かない。しかし，表層の知ですべて解決されるわけではないことを深く知らねばならない。

　無意識的身体心像は，治療者の姿勢を根本から問い直す可能性を秘めている。その一例として病名告知のことを考えておきたい。癌患者に対する病名告知とは，病気のことをすべて知っている治療者が，病気のことを何も知らない患者に病名・病状を告げるものと考えるのが常識的な立場だろう。しかし，もし患者が，意識の深層において，心とも身体とも明確に区別しがたいようなやり方ではあっても，すでに病を見つめていることがあり得るならば，何も知らない患者に病気のことを教えるという治療者の態度は一種の傲慢とならないだろうか。反対に，癌がどれほど大変な事態であるかを知らないのはむしろ治療者のほうなのではないだろうか。

　確かに，医学的な知識という点では医者は豊富な知識を提供する。しかし，それは病の表層での把握，二元論的な知識に過ぎない。たとえば，白井さんという白血病の方が抗癌剤治療中に描かれた絵を見なおしてみると，白井さんは深いところで，一貫して病を見続けておられたことが感じられる（岸本，1999）。意識の深層で知っているから告知は不要などと言っているのではないが，病気のことを深いところで知っておられると思ってお会いすると自然に会い方が変わってくるだろう。深層の知に対する畏敬の念が，治療者の姿勢を謙虚なものにする。

　老松（1998）も，同様の観点から，「患者自身の"たましい"というべきものが，医学的診断の確定するはるか以前に患者にすでに告知して」おり，「患者と周囲の人間の意識の領域のみが告知というドラマの演じられる舞台

だという先入観のもとで，はじめから議論を何がしか限定してしまいがちになっている」と述べている。告知の問題が（表層）意識の観点からのみしか議論されていないという点は同感である。

　治療者自身が素朴実在論的世界にとどまっていては，告知を，内から，患者とともに歩むことはできない。繰り返し述べたように，無意識的身体心像は，患者が意識の深い領域に足を踏み入れていることを示唆している。裏を返せば，治療者が日常的な次元にとどまる限り，患者は治療者が高みにいると感じるのではないだろうか。癌患者と同じ地平に立とうと思えば，治療者自身が意識の水準を変えねばならない。むやみに患者の世界に入っていけばよいというものではないが，われわれが身を置いている常識的・素朴実在論的世界は，患者にとっては高いところにある世界だという自覚は必要だろう。

　FreudやJungの心理学は，深層心理学という名が示すとおり，心に深みがあることを発見し，心の病の解明や治療に大きく貢献してきた。しかし，身体疾患が心に及ぼす影響については，依然として（表層）意識のレベルで捉えられているに過ぎない。身体疾患の患者の場合，自我の強さはそれほど弱くないことが多いので，一見するとわれわれと同様の日常的世界に身を置いていると思うのも無理はない。しかし，無意識的身体心像は，身体疾患が心の深い層に影響を及ぼすことを示している。それにより，あるいはそれと同時に意識の水準も変化を強いられている。「宗教的人間にとって空間は均質ではない。空間は断絶と亀裂を示し，爾余の部分と質的に異なる部分を含む」とEliade（1957）は言ったが，癌患者にとっても空間は均質なものではなく，数々の空間の裂け目に，身体の病巣のイメージを垣間見ることもあるのである。身体疾患の治療においても，意識の水準に配慮して治療を行う必要がある，そのことを無意識的身体心像は語っている。

第7章　診断と見立て

1．診断は治療に活かせるか？

　これまで，適応障害，うつ病，せん妄など個々の医学的な診断について検討してきた。本章では，もう少し一般的な観点から，診断と見立ての問題を取り上げてみたい。たとえば，結核とか心筋梗塞といった診断名は，治療と結びついている。この場合，診断をすることが治療方針を決定していくうえで重要な役割を果たしていることに異論はないだろう。しかし，精神・心理の領域に話が及ぶと，ことはそう単純ではなくなる。うつ病とか適応障害といった「診断名」がそのまま治療と結びつくかどうかは微妙なところがあることをすでに見てきた。DSMによる診断は，「実際には言語的に構成されたものに過ぎず，医師のニーズには合うものの，他者のニーズをまったく満たさない場合も多い」（Launer, 1998）ということもしばしば感じる。この点について，土居健郎の立場は明快である。

　　実際，精神科における診断と治療の分離はあまりにも著しい。すなわち診断は治療と無関係に，もっぱら病的現象の分類という観点からのみなされてきたので，診断に優れている精神科医が必ずしも治療に優れているとは限らず，むしろ治療に無関心でも誰も怪しまないという事態が生じてしまった。（土居, 1969）

　これは，土居健郎が1969年に書いた，雑誌『精神医学』の巻頭論文から

引用してきた言葉である。診断と治療の分離をかなりきつい口調で論じている。土居は，それから20数年たった1996年に，「"見立て"の問題性」という論文（土居，1996）を書き，そのなかで，この20数年前の言葉を引用して，DSM-Ⅲ以後も，事態は変わっていないと指摘している。

　診断が治療と結びついていない理由はいくつか考えられるが，第一に，診断がレッテル貼りとなる危険性を考えておかねばならない。診断とはレッテルを貼ることではない。しかしながら，DSMによる操作的診断基準が広く普及するに至り，症状がそろうことで診断がなされるため，ともすると，診断がレッテル貼りとなる危険性がある。滋賀県立精神保健総合センターの泉先生から，次のような事例を伺った。

　　かつて「精神分裂病」（統合失調症）と診断され，それを告知されたために，そのことに絶望して，悩み苦しみ，壮絶な自殺企図を繰り返してきたある少女がいました。その少女の場合，おそらく幻聴や妄想があったということでそのように診断されたのだと思われます。しかし，私がその少女と出会ったとき，自ずとその少女に対して，そのような目先の症状にとらわれることなく，ありのままにその心を見つめさせていただくことができました。そうしたところ，その少女の本当の問題は，非常なまでの自己評価の低さと絶望感ではないかと感じられました。そのため，その少女には，「あなたの病気が精神分裂病かどうか私にはわからないが，そのようなことが問題ではなく，あなたの本当の問題は，その心のあり方にあるだろう」ということを話しました。そして，その言葉どおりに治療では，（精神分裂病では基本的に使用することが常識とされている）薬を使わずに，「あなたの心の奥には必ずダイヤモンドのようにすばらしく輝いている心があるのだから，それを取り戻していくことこそが大切なことなのだ」というメッセージを繰り返し繰り返し伝え続けていくような関わりを行いました。そうしたところ，まさに奇跡のようにそれまで約10年間続いた精神症状は消え，彼女はその輝きを取り戻してきました。この少女の治療を通して，私はレッテルを貼る

ことの意味について考えさせられました。この少女の場合，治療者のほうがちょっとした知識があったために，その知識にとらわれて，その少女に「精神分裂病」と診断をつけ，レッテルを貼ってしまい，そのことが，その少女を絶望という迷路のなかに迷い込ませ，結果的に追い込んでしまっていたということがあったかもしれません。これには，いろいろと止むを得ない部分もあったようには思います。しかし，この少女の治療を振り返ったとき，そのような知識にとらわれることなく，人としてありのままにみて関わらせていただいたことが，その少女を救うという結果につながりました。

　診断が，レッテルを与えるだけに終始してしまっては意味がない。そこからどのようにして治療的に関わっていけばよいかということが引き出されなければ，何のための診断か，と批判されても仕方がない。

　診断と治療が離れてしまう第二の理由としては，すでに述べた無意識的翻訳の問題を挙げられるだろう。上述の文章のなかでも「目先の症状にとらわれることなく，ありのままにその心を見つめ」ることの大切さが説かれているが，実際にはなかなか難しい。診断のプレッシャーにさらされると，患者の話を常に医学的な観点からのみ聞いてしまうからである。症状がそろうことにより診断が行われるので，話の聞き方は，おのずと，話のなかから診断に必要な症状を抽出するような聴き方となりやすい。そして，それ以外の話は医者の視界の外に置かれてしまうことになる。そのために，土居健郎が言うように，「診断という言葉自体，それによって病気の種類を思い浮かべることはできても，そこから生きた患者の姿は立ち上がってこない」（土居，1996）。それは，診断という行為が，診断基準に合致する症状を「抽出」する作業になっているからである。

　第三に，診断を優先させると，聞くという行為に伴う侵襲的な側面に配慮が及ばなくなるという問題がある。これはすでに，第2章の，不安の意味論的分析のところで触れた。口に出すことすら怖いという状況もしばしばあるが，そのときに，怖いですかとか不安ですかと聞くことでさらに患者を不安

に陥れるだけではなく，治療関係を作るうえでもマイナスの方向に働く。聞くことの侵襲性の問題についてはほとんど議論がなされていないが，検討が必要であろう

このように，精神・心理の領域では，診断という行為そのものが治療者の姿勢を無意識的に限定してしまい，それが治療関係を作るうえでも話を聞くうえでも少なからぬ影響を持っている。ただし，筆者は，診断が無用といっているわけでもない。次の木村（1981）の言葉に賛成である。

最初に今一つはっきりさせておきたいことは，精神療法家や人間学派の一部に見られる診断軽視ないしは診断罪悪視の考えは，基本的に誤りであるということである。もちろん，「レッテル貼り」そのものには何らの治療的意味もないばかりか，社会的見地から有害ですらある。しかし，治療が表面的な対症療法の限界をいくらかでも超えて，病める人生そのものに眼を向けようとするならば，その病態の本質がどこにあるかについての洞察と，そこから必然的に出てくる診断行為は，不可避の医学的な営みとなる。

2．見立て

土居健郎の見立て

前節で論じたような診断の問題点を十分自覚したうえで，土居は診断という言葉に代わって，「見立て」（治療的診断）の重要性を強調する（土居，1969，1977，1996）。診断という場合，病気の種類を想起することはできても，そこから患者の姿は立ち上がってこない。これに対して，見立てという場合，「病気の種類ではなく，病気と診断される個々の患者の姿が浮かび上がってこないだろうか」。分類のための単なるレッテル貼りではなく，「患者の病状を正しく把握し，患者と環境の相互関係を理解し，どの程度まで病気が生活の支障となっているかを読み取ること」を行って始めて治療につながる，と土居は言う。

「見立て」は診断的なものを含んでいるが，病名を付けたり，分類することではなく，個々のケースについて治療的な見通しを立てると同時に，いかに語りかけるかを含むものであり，個別的なものである。土居は，「見立て」の特徴として，以下の4点をあげている。第一に，病歴の聴取，診察，検査，治療などが判然と区別して行われるのではなく，従ってその順序で進むのではなく，これらが渾然一体となって同時に進行するということである。第二に，患者のどこまでがわかっていてどこがわからないかを区別することの重要性をあげている。第三に，治療者と患者の間の，関係性の重視。そして，第四に見立ての継続性である。すなわち，見立ててから治療が始まるのではなく，見立ての行為のなかに治療が始まっており，治療が進んでいる間も見立ては絶えず繰り返されている。第3章第4節で，「不安」の意味論的分析を行った際に述べたように，話を聞いているうちに彼女の感じている「不安」のいろいろな側面が語られ，語られるうちに「不安」が治まっていくのである。このように，見立ては，治療と渾然として分かちがたいものであり，終始休むことなく行われなければならない。こうしてみると，診断が情報抽出的であるのに対して，見立てが情報総合的であるといえるだろう。

河合隼雄の見立て

　河合は「日本文化における"見立て"と心理療法」という論文（河合，1996）のなかで，「見立て」という語の原義がどのように生まれ育ってきたかを明らかにすることによって，土居の「見立て」にふくらみを持たせようと試みている。河合は早川の浮世絵における見立ての考察（早川，1995）を引用している。「見立て」という趣向が最初に流行したのは俳諧の世界であった。そこでは，前句の内容を別なものに解釈しかえて句をつける付合（つけあい）という意味（広辞苑）であった。それが江戸時代になると独特の意味を持つようになり，浮世絵などの領域に拡大されていったという。河合が早川の論文から引用している鈴木春信の「風流坐鋪八景」は，中国伝来の伝統的な山水画「瀟湘八景」の「見立て」である。中国の瀟湘とは「湖南省の洞庭湖の南辺，瀟水と湘水とが合流する地域の称で，古来景勝の地とし

て名を有し，多くの文人墨客が訪れてその景を詩画の主題とした」場所である。たとえば「瀟湘八景」の第五図「漁村夕照」では，漁村の夕照の景色が見事に描かれているが，春信の「風流坐鋪八景」の第五図「行灯夕照」では，「階段下の小部屋で亭主が浮気の真最中。そこへ行灯を手に女房がまさに踏み込んだ拠。女房は岩田帯を締めてゐるから妊娠中と判る。とすると，亭主の浮気の相手は手伝いの娘でもあろうか」という図になっている。中国古来の景勝の地の夕照の風景を，亭主が浮気をしているところに女房が踏み込んだ場面を描いた春画に「見立て」ているのである。これをどう理解すればいいのだろう。

　早川は「『行灯』を『夕照』に見立てる趣向は表の見立てに過ぎない」と言い，裏の見立ては，太陽が沈むにしたがって辺りは暗くなり家々の灯火が目に付くようになる。夕暮れにおいて光源が交代する。そこで「沈んでいく『夕日』を妊娠中の妻に，家々の小さな『灯火』を手伝いの娘に見立てて，いつしか光源が交代してしまう『夕照』の情景を，妻の妊娠中をいいことに，つい身近な娘に気を移してしまった亭主の浮気心に見立てた」のである。

　「風流坐鋪八景」を「瀟湘八景」に見立てる場合，見立てるもの（「風流坐鋪八景」）と見立てられるもの（「瀟湘八景」）との間に「夕照」と「行灯」，あるいは光源の交代といった類似点はあるものの，それ以外はかなりかけ離れていることが，単なる比喩とは異なる。見立てるものと見立てられるものの間にある類似点以外はかなりかけ離れていることが，「見立て」の特徴の一つである。それゆえ，既存の診断体系に当てはめる場合とは異なって，見立てには想像力が要求される。

　河合は，これを臨床場面に引き戻して，亭主の浮気の現場を見た女性がヒステリー症状を呈して来談した場合を考えている。これを「ヒステリー」と診断するのは容易である。しかし，亭主の浮気を発見してヒステリー症状を呈している女性の姿に「瀟湘八景」の「漁村夕照」を見立てるに近いことを行えるようになることが，臨床場面では要求されると河合は言う。そして，真の「見立て」を行うためには，「見立てるもの」（現存の具象，この場合

「風流坐鋪八景」)のなかに,「見立てられるもの」(価値,この場合「瀟湘八景」)を「実感を伴って見る」ことが必要である。

　臨床において「実感を伴う見立て」をするためには,治療者と患者の間に深い関係が存在していなくてはならない。しかもその場合,一方向的な,つまり治療者が患者のことを見立てるような関係だけではなく,「相互見立て」の関係にあることを認識しておく必要がある。DSMに象徴されるような操作的診断は,治療関係を抜きに行うことが可能であり,その意味で,実感を伴った見立てとはほど遠いものである。

3．癌をいかに見立てるか

癌は悪の元凶か？

　河合の「見立て」論に倣って,癌をいかに見立てたらよいか,従来の癌のイメージとは異なる見立てを述べてみたい。これはあくまで一つの「見立て」に過ぎず,その他の見方を否定するものでも排除するものでもない。癌は人を死に追いやる恐ろしい病であり,多くの人がその病の犠牲になっているというのが大方の観方であろう。一言で言えば,現代医学は,癌を悪の元凶と見立てているといえる。癌の撲滅を目指すという言い方には,その姿勢がよく現れている。しかし癌は本当に悪の元凶で,それさえなくなればすべてが解決するのだろうか。

　河合は,見立てには想像力が要求されると述べているが,自由気ままに想像力を働かせればよいというものではないと思うので,ここでは,癌を見立てるうえで,現代医学の基礎研究の成果から出発したい。数年前,癌細胞は果たして悪の元凶だろうか,そんな問いが基礎医学の研究者のなかから出されていることを知り,驚いた。もし癌細胞が悪の元凶ではないとするなら,癌をどう見立てるかといううえでも,現在の癌治療を考えるうえでも,根本から見直す必要が生じてくる。この論文を手がかりにして,癌をどう見立てるかという問題に迫ってみたい。

　現代医学の観点からすると,癌細胞とは,化学物質・放射線・環境因子・

その他よく知られていないさまざまな要因によって、癌遺伝子もしくは癌抑制遺伝子に変異が生じ、正常細胞が前癌細胞、癌細胞へと変化する。癌細胞は、増殖・転移して、ついには宿主である人間を死に至らしめると考えられている。したがって、癌細胞は、宿主である人間にとって有害であり、諸悪の根源のように捉えられている。しかし、基礎医学の研究者のなかには、必ずしもそうとはいえないのではないかという疑問を提出している学者もある。ラットやマウスを用いた肝発癌実験を行い、解毒代謝系酵素の変化を調べていると、癌細胞が宿主にとって必ずしも有害とばかりは思えないような疑問が多く生じてくるという。『メディカル朝日』の1999年第3号に「癌は生体防御機構の一つ？」という記事が掲載された（佐藤、1999）。それによると、癌を恐怖の対象とのみ見るのは「偏見」で、あえて言うなら、善玉の可能性もある、というのである。

　体内に入ってきた薬物・毒物は、一般に、薬物代謝系酵素によって解毒される。発癌剤も例外ではない。この薬物代謝酵素には、発癌剤を代謝活性化する第一相酵素群と、グルタチオン転移酵素（GST）などの抱合解毒に関する第二相酵素群に分類されるが、ラットやマウスを用いた肝発癌実験では、前癌や癌細胞では、正常細胞に比較して第一相酵素の活性は低下し、第二相酵素の活性は上昇している。

　癌は発癌剤の作用によって生じるが、近年、肝炎ラットの自然発癌、コリン／メチオニン欠乏食の投与による肝癌の誘発など、発癌剤の投与によらない発癌も報告されている。その場合、発癌の原因は二つの可能性に絞られる。一つは食事中に含まれる微量発癌物質の存在、もう一つは体内で発生する発癌性化合物（内在性発癌物質）の増加であるが、後者の可能性が高いという。

　この論文の著者である佐藤らが見出した、ラットの前癌病変肝に存在する酵素（GST-P）は、前癌や癌細胞に特異的に大量に発現することから、発癌剤のスクリーニングにも用いられているほどであるが、詳しく調べてみると、その酵素の活性部位は疎水性が低く親水性であることが明らかとなった。つまり、この酵素は、（親水性である）内在性発癌物質に選択的である

可能性が示唆されたのである。わかりやすくいえば，前癌細胞や癌細胞は，（外から入ってくる発癌物質ではなく）内在性の（体内で自然に生じる）発癌物質を解毒する酵素を大量に発現しているのである。

興味深いことに，上述の第二相酵素が活性化されて毒物を積極的に代謝している前癌細胞は，発癌剤の投与を止めると，見かけ上，元の正常な細胞に戻る。これは reversion あるいは regression と呼ばれている現象である。

癌細胞は一般に薬物抵抗性が高い（抗癌剤が効きにくい）。これは，癌細胞自身の生き残りのためとみなされることが多いが，あまりに一方的だと佐藤はいう。

　　癌は好気生物が発生した太古の時代から存在する。つまり現存の生物は発癌剤に十分すぎるほど長い間曝されてきており，細胞レベルにおいてもホストを守るための適応がすでにかなりの程度なされているであろう。また，第二相酵素発現の引き金をひくものは内在性発癌剤の可能性が高い。つまり，ホストは積極的に前癌や癌細胞を利用していると考えられ，「癌は本来発癌剤と呼ばれる一群の毒物を除くための生体防御機構の一つ」である可能性が示唆される。

　　逆に前癌や癌細胞が誘発されない場合，ホストには外来および内在性の発癌剤が蓄積し，その中毒によって衰弱し，個体は速やかに死に至る。つまり，前癌や癌細胞がある方が長く生きられる可能性が考えられる。癌が悪化するのは，発癌プレッシャーが強すぎるためと考えて差し支えは生じない。「癌はもともとは最後の抵抗手段，または奥の手」かもしれない。

　　この考えは，ホストを殺せば自分も死ぬという癌細胞の自己矛盾，癌細胞の薬剤耐性，また，癌患者が末期まで比較的元気でいる事実その他を説明できるかもしれない。……

　　……もし前癌および癌細胞が生体防御に働いているならば，それらを抗癌剤，放射線，遺伝子治療その他によって攻撃することの是非に問題が及ぶ。「われわれは味方を憎み，撃っている」かもしれない。……癌

をよりよく理解するためには，前癌および癌細胞の役割を生体防御の面からも見直す必要があると思われる。

　もし，癌が生体防御機構の一つとして働いているとするならば，癌を根絶しようとする現代医学の癌治療戦略は，根本的な見直しを迫られる。サイモントン療法などのイメージ療法においてよく用いられる，癌を悪の元凶とみなして癌細胞を攻撃するというイメージも，果たして妥当なのかと問われることになるかもしれない。しかも，癌細胞が解毒している発癌物質は，内在性，すなわち，外から入ってくるものではなく，体内で自然に生じてくるものだとしたら，どこに悪の元凶を求めればよいのであろうか。

癌と腐海
　ここからが筆者の癌の見立てになるが，上述のように佐藤が描いている，解毒酵素をたくさん出しながら体のなかであふれて暴走をする癌の姿は，宮崎駿のアニメ作品『風の谷のナウシカ』（以下，『ナウシカ』と略す）における，腐海と王蟲（オーム）のイメージを思い起こさせる。実はこれについては前著（岸本，1999）で述べたので，参照していただきたいが，『ナウシカ』を繰り返し見るなかで，これは癌のことと重なるのではないかと考えるようになった。しかし，これは筆者のまったくの思い付きであり，その根拠を問われても何ともこたえようがなかった。そのときは筆者の単なる想像に過ぎなかった。しかし，基礎医学から上記のような知見が報告されるに及んで，癌と腐海，あるいは王蟲（オーム）とを重ね合わせる筆者の見方は，単なる絵空事ではなく，癌の一つの見立てになりうるのではないかと考えるようになった。

　腐海とは有毒の瘴気を発する菌類の森で，王蟲はその森を守っている巨大な蟲である。腐海が町にあふれると町は廃墟と化してしまう。映画の『ナウシカ』は，そのようにして廃墟となった街のシーンから始まる。『ナウシカ』には三つの国が登場する。トルメキアとペジテと風の谷の三つである。トルメキアとペジテは，その目的は違うが，いずれも，かつて七日間で世界を焼

き尽くしたと伝えられる巨神兵を復活させて，腐海を焼き払おうとしている。一方，風の谷は，腐海に手を出してはならぬという昔からの言い伝えを守って，腐海の毒に脅えながら，風に守られてひっそりと暮らしてきた。このような状況において，人間の住む町を脅かす腐海は，悪の元凶とみなされていたのである。ところが，ナウシカが行動するなかで，腐海が生まれた理由を知ることになる。腐海は大気の毒を取り込んでそれを結晶にして砂に変えている，その過程で放出されるのが瘴気であることをナウシカは発見する。そして王蟲がその森を守っているということがわかる。

『ナウシカ』に対する筆者の考え方の詳細は前著を見ていただくとして，ここではさしあたり，腐海が大気の毒を取り込んで浄化している，という点を押さえるだけで十分である。そうだとするならば，腐海を焼き払ってしまうと，大気の毒が浄化されずに蓄積し，結局は人類も生き延びられないことになる。腐海を焼き払うことは，根本的な解決とはならないのである。

このように，腐海や王蟲を癌の見立てと捉えるならば，そこで問題となるのは，「浄化のプロセス」ということになるだろう。癌の治療を行いながら，悪いところを取り除こうとするだけではなく，そこにどのような「浄化のプロセス」が進行しつつあるのかという観点を持ってみていると，ずいぶんと違う姿が見えるようになるかもしれない。もちろん，この「浄化」という観点は広く受け容れられている見方ではなく，ひとつの仮説に過ぎないのであるが，「悪いところを取り除けばすべて解決する」という考え方があまりに強いように思われるので，それとは異なる見方の可能性についても触れておきたいと思ったわけである。今後十分に検討する必要があるだろう。

これまで，癌の治療は，癌という悪いもの（病気の原因）を取り除くという考え方で貫かれていた。この姿勢は，緩和ケアにおいても受け継がれているように思われる。次節ではその問題を論じてみたい。

ターミナルケアから緩和ケアへ

現代医学の治療モデルは，一言で言うなら，「原因を突き止めてそれを取

り除く」、ということになる。河合（1992）は「症状→問診・検査→診断→病因の除去→治癒」と明確に図式化している。結核であれば、その原因となる結核菌を抗結核剤で取り除く、癌であれば手術、抗癌剤、放射線療法などで癌細胞を取り除く、狭心症なら責任血管の狭窄を解除する、というように、症状に基づいて検査を行い、原因を突き止める。このようにして診断が確定し、その原因を取り除くことに全力が注がれる。この観点は癌の場合特に強力で、現代医学に限らず、いわゆる民間療法・代替医療でも、癌細胞を取り除くことを目標としている場合が多いように思われるが、それらはみな、「悪者撲滅」のモデルに従っているといえる。

ターミナルケアは、現代医学の方法では治療が難しい進行癌の方々に対して、治癒は望めなくてもケアはできる、という姿勢を基本に据えて、発展してきた。Kübler-Ross（1969）の貢献は改めて述べるまでもないし、ホスピスと呼ばれるターミナルケア専門の病棟・病院も次々と開設され、現代医学で根治が望めない方々にも、可能な限りの医療・ケアがなされてきた。近年では、ターミナルケアとかホスピスという呼び方に代わって、緩和ケアという名称がよく用いられるようになっていることも周知のとおりである。

しかし、緩和ケアの基本姿勢を考えてみるならば、その名称が示すように、症状の緩和・除去が最大の目標とされていて、現代医学の治療モデルそのものは続いている。痛みであれ、不安であれ、症状を取り除く、あるいは緩和することに中心が置かれる。取り除くターゲットが、癌そのものから症状に移ったのである。症状コントロールの重要性がよく強調されるが、緩和医療においては、「症状」はコントロールすべき対象なのである。

誤解しないでいただきたいが、筆者自身、症状を取り除いたり、緩和したりすることに反対しているわけではない。ただ、果たして症状は、取り除くべき厄介ものにすぎないのだろうか、という問題について考えてみたいと思っているのである。症状を、取り除くべき対象としか見ていないと、症状の持つその他の側面に目が届かなくなる。

これは癌ではないが、胃潰瘍で長年患っておられたある方が、ヘリコバクター・ピロリの除菌療法を受けて胃潰瘍は治癒したのだが、それ以後、眩暈

とか頭痛とか，いろいろな身体症状が出るようになったという例を経験したことがあるが，これを時系列で見ていくと，何かストレスなことがあったときに胃が痛いとはいえなくなったので，その代わりにいろいろなところに症状が出始めたと見るのが自然ではないだろうか。このような現象はシンドロームシフトと呼ばれる。ヘリコバクター・ピロリを胃潰瘍の原因とみなしてそれを除いたわけだが，それを除いても違う形で症状が出てきたわけで，その意味ではヘリコバクター・ピロリの除菌は原因療法ではなかったといえる。

　癌の強い痛みを訴えていた方が，モルヒネなどで痛みが楽になってくると，そのうち漠然とした不安を訴えるようになったり，夜寝つきが悪くなったりする。今度は不眠と不安という症状に対して，睡眠剤とか安定剤を出す。しばらく落ち着いたかに見えると，今度は昼間に眠気が出てくる。眠気が辛いと訴える患者に，今度は眠気を取るお薬を出す。するとまた不安が強くなるので安定剤を増量する……。このような例でもシンドロームシフトが起こっているのではないだろうか。症状の除去ということにのみ心を奪われると，症状をしらみつぶしにしようとして結果的にはシンドロームシフトを繰り返す，といったことになっていないだろうか。

　このような例を見るなかで，症状というのは，確かに，辛く，苦しく，取り除きたいものだが，果たしてそれだけだろうか，ということを考えるようになった。もし症状にいろいろな意味があるとするならば，症状を緩和し除去しようとする姿勢だけでは不十分ということになる。そこで次に，症状をいかに見立てるかという観点から，症状の意味について考えてみたい。

4．症状の意味

　自閉症を世界で最初に報告した児童精神科医 Leo Kanner は，症状には五つの意味がある，と述べている。山中（1985 a）は「症状の象徴的な意味について」という講演のなかでこれを紹介している。ここでは山中の講演を引用しながら，症状の意味について考えてみたい。

第一に,「症状とは入場券のようなものだ」という。頭痛でも腹痛でも何でもよいが,それらが,いわば,「心のなかで起こる,演じられている,内的ドラマへ入るための切符」のようなものであるという。心臓病学の権威,Lown (1996) もその著書のなかで,Kanner の講義が印象的だったことを述べて,次のような言葉を紹介している。

> もし君が演劇の批評家だったとしよう。切符があっても劇を見ないで優れた批評が書けるだろうか。こうこういう題の劇が,いついつ上演されたと書けるだろう。劇作家を知っていたとしても,それだけのことしかわからない。患者の主訴も同じだ。それだけでは患者が何かに苦しんでいて助けを求めていることしかわからない。患者が苦しいと訴えるところは,実際に疾患のある器官とは,まったく別のこともよくある。

たとえば,頭が痛いと言う人の話をよく聞いていると,夫婦間の問題が語られたりする。この場合,頭痛は,そういった問題に取り組むためのいわば入場券のような役割を果たしているのであって,このようなときに,「症状だけに煩わされていると,症状だけを何とかなくそうというふうにやっていると」,問題の本質を見失う恐れがあるというわけである。

第二に,「症状は呼子笛だ」という。つまり,事件がどこで起こったかを知らせるシグナルだというわけである。足を骨折しても痛みがなければ,足に問題があるとなかなか気付かないだろう。だから,症状は問題が生じていることを警告するサイレンであり,それがどこに生じているかを教えてくれる標識でもある。

第三に,「症状は安全弁である」という。症状そのものが,自分を守る働きがあるのである。これは,風邪における発熱がわかりやすい。風邪を引いたときに体温が上がるのは,体温が高い方が風邪を引き起こしているウイルスの増殖が抑えられるからである。解熱剤を使ってむやみに熱を下げて,風邪をこじらせた経験をお持ちの方もあるだろう。癌患者の場合でも,症状が守りとしての働きを持っていると感じられるような場合がある。たとえば,

痛みに苛まれている人に，モルヒネなどで痛みのコントロールがつくと，そのうちに不安が高じてきてナースコールが頻回になったりする。このようなケースを見ていると，確かに痛みそのものはつらい症状だが，その一方で，痛みが不安と直面することから守ってくれていたという側面もあるように思われてくる。目先の症状にとらわれていると，このようなことはなかなか見えてこないのではないだろうか。症状一つひとつをしらみつぶしにするようなやり方では全体が見えてこないと思われる。

　第四に，「問題解決の手段である」という。ある研究会で伺ったケースだが，全身の痛みで精密検査を行ってもどこにも異常がないということでカウンセラーのところに回された方が，心理療法が始まって1年くらい経ったころに乳癌であることが判明した。痛みは転移によるものと考えられたが，モルヒネをはじめとするさまざまな薬を使っても痛みのコントロールはうまくいかなかった。癌であることがわかってからも心理療法は継続された。痛みは続いていたのだが，この痛みとの取り組みのなかで，ご家族との関係は少しずつ変化していった。その道のりは平坦ではなく，数年の経過で亡くなられたが，この方が長年にわたって悩んでおられた家族関係やご自身のいろいろな辛い思いは，経過のなかで少しずつ和らいでいった。この方の場合，痛みという症状が，家族関係のさまざまな問題を解いていく手段だったのではないかと感じられた。もちろん意識的に選ばれた手段ではないだろうが。この方は癌が判明する前から心理療法が始まっていて，その意味で，発病前の心理や状況もよく伝わってきて，いろいろなことを教えていただいた。

　第五に，そうはいっても，症状とは「厄介なものである」という。どれほど症状にさまざまな意味があるといっても，やはり症状とは厄介なもので苦しいものである。これは決して忘れてはならないことであり，これを最後に持ってきたことからも，Kannerが優れた臨床家であることがうかがわれる。

　中井（1998 a）は統合失調症から人類を護るシステムとして，睡眠，夢活動，心身症，強迫症，意識障害などを挙げている。いわゆるせん妄状態を示

す方を注意深く見ていると，これらのシステムがうまく働いていないことがしばしば見られる。筆者が医者になって間もないころ受け持った白血病の方で，いわゆるせん妄状態になられた方のことが思い出される。白血病の初回入院で，入院してしばらくは順調だったが，ふとしたことで病名を知ってから（この方は告知はなされていなかった）まもなく，眠れなくなってきた。眠剤などで何とか眠れるようになったが，そのうちに身体のあちこちが気になるようになった。精査しても特に異常を認めなかった。そのうちに今度は財布のなかのお金を数えたり，生命保険の金額を何度も計算したりするようになられ，計算を繰り返すたびに数値が合わないことに苛立ち，まもなく「家が破産する，入院費が払えない」と興奮して無菌室を飛び出そうとされた。鎮静剤などでぐっすり眠っていただきながら，ご家族の協力も得て，見守っていたところ，2週間ほどで回復された。現在は白血病のほうは治癒されて元気にしておられる。

　今振り返ると，ほぼ中井の挙げている順に，これらのシステムが機能しなくなり，いわゆるせん妄状態に至ったことに思い至る。当時の筆者は，症状が出るたびに，それらに対処することに追われていた。第2章で「もっとも強烈な分裂病体験は恐怖であるとサリヴァンは考えていました。私も賛成します」という中井の言葉を紹介したが，病名を知ってこの「恐怖」を垣間見られたのではないかと思われる。今なら，不眠が出た段階で，この「恐怖」を察することができると思われるが，当時はまだそこまで思い至らなかった。そのあたりのことも察しながら関わっていたら，もしかしたらいわゆる「せん妄」まで至らずにすんだかもしれないが，何ともいえない。ただ，彼女が混乱されている間，親族一同が交代で付き添ってくださったので，彼女にとってはとても大きな支えとなったと思われる。その後の治療中も，ときどきこのときのことを思い出され，みんなが守ってくれたから，とよく語られた。これ以後数年にわたる白血病の治療でほとんど副作用や合併症もなく経過され，順調に治療が終了して治癒に至られたことを思うと，ある意味では，このような大変なところを通られたので，後の治療が順調にいったのではないかとすら思えてくる。

症状の意味，という観点から見るなら，不眠とか心気的な症状や強迫症は，単に眠れないというだけではなく，その奥にある「恐怖」が心に収まりきらなくなってきていることを知らせる「信号」（Kannerの第二の意味）であるかもしれない。体の症状を気にしている限りは，あるいはお金の計算ばかりしている限りは，その他のこと（「恐怖」のこと）を考えなくてもすむので，その意味では恐怖から意識をそらせるための「安全弁」（Kannerの第三の意味）としての働きも持っていたかもしれない。さらに，お金の計算が合えばうまくいく（問題が解決する）と思い込んでいることから，素朴な形での「問題解決の手段」（Kannerの第四の意味）という側面もあるかもしれない。そうすると，心気的な症状が出ているときに，精査をして問題がないと告げることは，かえって「安全弁」を奪うことになるかもしれないのである。

　症状にこのような多彩な意味があるとするならば，単に症状を取り除こう，緩和しようという姿勢だけでは，問題の本質を見誤ることもあるのではないかと感じられる。誤解しないでいただきたいのだが，筆者は症状を取り除くことに反対しているわけではない。ただ，症状を取り除こうという姿勢だけでは不十分なのではないだろうか，と感じているのである。

第8章　言葉の問題について

1．言語不信，言葉の無力，言葉の呪力

　癌の治療において言葉が果たす役割は大きい。告知やインフォームド・コンセントは言うに及ばず，病状説明から日々のコミュニケーションに至るまで，言葉は重要な位置を占めている。しかし，すでに見たように，癌を患うことで意識水準に変化が生じるため，言葉がさまざまな響きを持つようになり，コミュニケーションに思わぬ行き違いが生じやすくなる。「頑張って」の「ガン」の音に「癌」を聞いて心が震えたりする。言葉のもつこのような側面に気づくようになれば，どのように言葉をかければよいか，言葉を選ぶときにも慎重になれる。

　ある白血病の男子（16歳）が，私は主治医ではなかったが，ときどき話すことがあった。治療のこと，将来のこと，趣味のこと，恋愛のことなど，ごく短い会話ではあったが，折に触れていろいろ話し合った。彼は骨髄移植を受けたのだが，移植の最中は，どこで手に入れたのか，大きな不動明王のポスターを無菌室に飾って，その不動明王は，彼が退院するまで，彼の姿をじっと見守っていた。移植は一応無事に終わったが，移植後しばらくして，再発し，入院することになった。移植後の再発なので生命予後も非常に厳しいのだが，彼自身もそのことをどこかで感じていたようである。その彼が，再入院してまもなく，私に一枚の紙を手渡してくれた。彼が一番好きな詩だという。長渕剛の「ステイドリーム」という詩であった。その詩のなかから，筆者に特に印象の残った部分を引用してみる。

俺は言葉を信じません。信じるとか信じないとか論ずることさえ嫌なのです。ましてや，文章にすることも嫌なのです。しかし，そうは言ってられないときが多々あるから，いたしかたないのです。なるべく言葉にしない方が，あるいは口にしない方が良いときが多いのです。
　互いが理解し合うとき，その共通語なんてほとんどないと思っています。口に出せば出すほど，自分の想いはますます空回りします。そして，わかってもらえたかなあと半端に期待して，そのあげく想い通りの答えが返って来ないことを恐れるのです。そして，ますます，また孤独になります。……だから瞳と背中しか信じません。それだけで充分ですから……。(長渕剛『ステイドリーム』より)

　「俺は言葉を信じません」という言葉が端的に，この詩を好んだ彼の思いを表しているのだろう。「信じるとか信じないとか論ずることさえ嫌」という彼の前では，「口に出せば出すほど空回り」するのだから，できることといえば，せめて「なるべく言葉にしない」で傍らに居ることくらいではないだろうか。しかしこの後には，「一人で居れば淋しいし，他人と居るとわずらわしい」という言葉が続いている。
　現在では，米国の医療の流れを受けて，わが国でも病名告知とかインフォームド・コンセントが相当行われるようになってきている。しかし，ここで述べられているような言葉に対する不信が根底にあるとしたら，どれほど言葉を重ねたとしても，空回りするのが落ちだろう。
　言葉に対する不信がたとえなくとも，言葉はしばしば無力である。特に，癌とわかったときの衝撃は相当なもので，そういうときにどれほど病状説明を行ったとしても，言葉はほとんど患者の胸に届いていない。血液疾患で亡くなられた佐甲さんの遺稿集に次のような場面がある。

　　主治医からは「検査の結果，至急治療を要する血液の病気の疑いがあり明日にでも専門病院に転院してもらう」というのが主な内容だった。妻の話によると，このときの僕は非常に冷静で，今後の病状などについ

て聞いていたそうだが，正直言ってここから先のシーンは完全に飛んでしまっている。何を言ったのかほとんど覚えていないのだ。突然の出来事に対処できず，自分の許容量を超えて頭の線がショートしてしまったのだろうか？（佐甲，1999）

　傍目には冷静に聞いているように見えて，しかも病状についての会話もなされているのに，頭のなかは真っ白で，「何を言ったのかほとんど覚えていない」という状況は，癌の治療ではしばしば生じる。言葉の説明以前に，言葉がどのような形でどの程度とどくかを察しながら，言葉を選んでいく必要があるだろう。
　言葉が無力であるのとは正反対に，言葉は呪力を持つ。言葉にすると，発した言葉が本当のものになりそうで，口に出すことが怖いと感じられることも多い。先ほどの遺稿集では，佐甲さんはご自分の病名を記しておられない。状況から察するとおそらく白血病と思われるし，病名も告知されていたと思われるにもかかわらず，遺稿集のなかでご自身の病名を書かれているところはなかった。「自分の病気」とか，「当事者」という言い方を選ばれている。これは病名を口に出すと，それが本当のこととなってしまいそうで怖いという感覚が働いているためではないかと思う。白血病という病名を知ってしまった後も，「自分で口に出して言うと現実としてすぐにでもことが起きそうで怖いのです」と病名を口にされなかった方もおられる。入院時に見た怖い夢を，退院して1年以上経ってから教えてくださった方もあった。口に出すと本当になりそうで怖かったので，当時はとても言えなかったのだという。このような感覚は，人類が太古から抱きつづけてきた深い感覚に根差すものである。言葉には呪力がある。たとえば，ユダヤ人は真の神の名「ヤハヴェ」（Yahveh）を絶対口にしない。たとえ聖書のテクストにYHVHと書かれていても，念誦の際，これを決してYahvehとは発音しない（井筒，1983a）。名を呼ぶと神が顕現してしまう，恐ろしいことになるという感覚が生きているからである。そういう言葉に対する原始的な感覚が蘇るのである。

2．恐怖による死

　このように，言葉は，ときに不信の種となり，ときに無力で，ときに呪力を持つ。医療者が不用意に話した言葉も，語り手の意図を超えて，強い呪力を持つこともある。この後で告知の問題について論じてみたいが，その前に，恐怖などの情動が，どれほど大きな影響を持つか，ということを示す一例を紹介しておきたい。これは「ヴードゥー死」とも呼ばれている。

　　あるヒンズー教徒の医師が，刑務所当局の許可を得て，絞首刑を宣告された囚人に驚くべき実験を行った。医師は，全身の血液を徐々に抜いていけば，ゆっくりとではあるが苦痛なく死ねると囚人を説得し，合意のもとに囚人をベッドに縛りつけ，目隠しをした。ベッドの四本の支柱に水を満たした容器をつりさげて，床においた洗面器に水が滴り落ちるようにした。囚人の両手両足を引っかいた後，最初は勢いよく，徐々にゆっくりと，水を下の容器に落とした。囚人は次第に弱っていった。医師は，効果を上げるために，それに合わせて徐々に声を低くした。ついに水が止まると，静けさが支配した。囚人は健康な若者だったが，水の流れが止まって実験が終わるころ，気を失ってしまったようだった。調べてみると，一滴も血を流さなかったのに死んでいた。(Lown, 1996)

　情動が心臓に与える影響については，Lown の著書に詳しいので省略するが，人は精神的な恐怖だけでも死ぬことがあるのである。筆者がこのことを考えるようになったのは，次のような事例を経験してからだった。
　筆者がまだ医者になって数年のころ，ずいぶん前に悪性リンパ腫を患われて，化学療法を受けられて寛解となり，治療も終了して，月に一度経過観察のため外来に通っておられる方を引き継ぐことになった。もう 80 近い高齢の方だったが，一人で元気に外来に通っておられた。ところが，しばらく経つうちに徐々に体重が減り，どことなく元気もなくなってきたので，検査を

勧めたが，受けたくないと断られた。それでも体重が減っていくので，痛くない検査だけでも，と胸部レントゲンと腹部エコーを行ったところ，胸部レントゲンには左上葉に数センチ大の結節影が多発しており，腹部エコーでは肝臓に転移性腫瘍と思われる腫瘍の影が多数見られた。原発巣は精査をしなければ確定できないが，進行癌であることは間違いなかった。癌であることは言わずに入院を勧めてみたが，入院を頑なに拒否された。確かに入院したからといって根治を目指すことは難しい状況であったし，すぐにコントロールしなければならない症状があるわけでもなかった。体重は減ってきているが，それ以外には特に症状もなく，杖をついて外来にも一人で通ってきておられたのだから，まだしばらくは外来でも経過が見れると思われた。そこで，ご家族にも病状と事情を説明して外来で経過観察することになった。ところがその1カ月後に外来にこられたときには，表情には生気がなく，呼吸が苦しいといわれて自ら入院を希望された。入院後は急速に呼吸不全・心不全が進行して，数日で亡くなられた。

　当時は癌が急速に進行したために，急激な転帰をたどったと考えていたのだが，そのうちに，「ヴードゥー死」と同様，不安が果たした役割もかなりあったのではないかと考えるようになった。入院時の検査では，確かに左肺の病巣は進行していたが，右肺の機能はほぼ保たれていたし，急速に呼吸不全をきたすような病状とはあまり考えられなかった。家ではご家族が心配してしきりに入院を勧めておられたことも後で伺った。もし，外来で検査もしないで，そのまま経過を見ていたら，あのような急速な経過をたどっただろうか，と考えると，徐々に元気はなくなっていかれたかもしれないけれども，もしかしたらあのような急速な経過にはならなかったかもしれないという思いもある。

　第2章で，癌患者の心理的な問題を考えるときに中心となる問題の一つに不安（恐怖）がある，というBosnakの指摘を紹介した。この不安（恐怖）は，患者の精神的なもろさとか病気の受け止め方の問題だけではなく，医療者が，故意ではなくとも，それと知らずに，恐怖を植えつけている場合が往々にしてある。

ひろが病気になってから，先生からの病状についての話でよい内容の説明は一度もなかったんです。話はいつも，悪い方向へいっていることばかりでした。病気は事実そうだったんですけど，脳外科の先生が来るたびに，これでもか，とばかりに現実を言われるものですから，もう先生には会いたくないと逃げ回っていました。説明のたびにかなり落ち込みましたね。（柳原，2001）

　この類の話は，筆者も何度も聞いてきた。医者に悪気があるわけではないのだが，病状の説明を繰り返すたびに，患者や家族を恐怖の谷底にどんどん追い込んでいるということがしばしばある。それを医療者は知っておかねばならない。Lown は，患者の抱く不安のほとんどが，医師の不用意な言葉によるものだとわかってきて，患者を不安にさせた言葉を患者から聞くたびに，数多く書き留めてきたという。そのなかでも一番多かったのが次のような言葉だという（Lown, 1996）。

　　生きているのが不思議なくらいだ。
　　悪化の一途をたどる。
　　いつ心臓が止まってもおかしくない。
　　今にも心臓発作が起こるか，もっと悪い事態になるかもしれない。
　　お迎えがそこまで来ている。
　　胸に時限爆弾を抱えている。

　これらの言葉は，癌患者，あるいはその家族に対する病状説明では，よく用いられているのではないだろうか。筆者自身も身に覚えがある。しかし，Lown も言うように，恐怖を与えて何かをさせようとするのはよいやり方ではない。近年は，代替医療の重要性が広く認識されるようになっているが，その背景にある最大の問題は，現代医学が，安心とか希望を提供できなくなっていることにあるのではないかと考えている。

3. 病名告知について

　上に述べたような言葉のさまざまな側面を考慮したうえで，病名告知の問題について考えてみたいと思う。筆者の考えは，河合（1994）の「ガン告知と日本人」のなかで展開されている考え方と重なる部分も多いので，まずその要旨を紹介した後で，筆者の考えを述べてみたいと思う。河合は冒頭で，アメリカの有名な精神分析家ブルーノ・ベッテルハイムから聞いたという次のようなエピソードを紹介している。

　　彼は親しい友人（医者）と，もしガンのような不治の病になったとき，ただ無意味に苦しむだけで生きながらえるよりも，自殺をするほうがいいと話し合い，どちらかがもしそのような状態になったときは，一方が見舞いに行って青酸カリを手渡すと約束していた。ところで，その友人がガンになり余命も少ないと聞き，ベッテルハイムは約束を守って薬を彼に手渡しに行った。それを渡そうとすると，友人は激怒してそれをたたきおとし，「俺はガンなどではない，必ずよくなるのだ」と言った。このことをベッテルハイムは私に話をしたとき，「人間の死に関することについては，あまり確定的なことを言わぬほうがよいのではなかろうか」とつけ加えた。ちなみに，ベッテルハイム自身は，自分の不治の病を知ったときに自殺した。

　河合も言うように，「ガンの告知」は患者の死期を早める傾向があることは，経験的に知られていることであり，すでに述べた言葉の呪力とか恐怖による死という観点からも納得される。だからこそ最近までは，医療者も患者の家族も「うそをつきとおす」ことをよしとしていた。最近になって急速にガンの告知が行われるようになってきた背景として，アメリカの傾向が日本にも波及してきたことがあげられる。アメリカでこのようなことが生じてきた背景として，河合は「従来の価値観，人生観がゆらいできている」ことを

指摘している。医学の発達により延命が可能となった一方で，医学的な処置により「患者に苦痛を与えるのが増加するのみならず，患者の家族たちも，すべてを医者の処置にまかせるために，家族と患者との間における人間的な離別の時を十分に共にすることができない」ことに対する疑問が生じ，患者の自己決定権が尊重されるようになったことが大きい。自己決定権の尊重は，一方では，訴訟という形で従来の医療のあり方に反省を促したが，同時に，医療者は自己防衛のために告知せざるを得ない状況に追いやられるという逆の効果も生み出していることは見逃せない。これは次に述べるインフォームド・コンセントと連動していることである。

　このようなアメリカの傾向をそのまま日本に持ち込むことについては慎重にならねばならない。文化差という問題があるからである。「欧米においては他と切り離され，自立した自我を確立し，そのような自我ができるかぎり言語によるコミュニケーションを通じて他との関係をもつ，という形で人間関係が考えられるのに対して，わが国においては，他との関係を切り離すことなく，底のほうでつながっているままで，そのなかから自我をつくり出すので，欧米の人間関係とは異なっている。非言語的な感情による一体感を大切にする人間関係がわが国では尊ばれる」。患者の知る権利に基づいて告知がなされる欧米では「その事実をできるだけ明確にわかりやすく伝えること」が医者の役割となる。そこから後は，自己の責任において，患者自身が考えればよいのであり，医者はそれにはなんら関係がない，という，非常に割り切った関係となる。

　しかし日本の場合，人間関係は，「根本的には一体であることを前提としている」ところがあるので，「医者は"ガン告知"を本人にすると，医者は生きている側，患者は死にゆく側，というふうに切断されてしまう。しかも，それが言語によって明確にされるために，そのショックは大きく，端的に言えば"見放された"，"見捨てられた"と感じてしまうのである」。こうして患者は「耐えられない孤独に陥ってしまう。西洋の場合は，このような孤独に耐える訓練が幼少時よりなされているのだが，日本人の場合は，急にそのような状態に放り出されるとたまらない」。これは患者と家族との関係

にも言えることで,「家族が"あなたはガンですよ"と告げることは,うっかりすると家族と患者との心のつながりが切れてしまったことと受けとめられやすい」。前節で言語不信とか言葉の無力ということについて述べたが,これは日本以外では異なるかもしれない。しかし少なくとも日本では明確な言語化はかえって患者を恐怖に陥れる可能性があることは自覚しておく必要があるだろう。「このようなことをまったく考慮せずに,欧米でもしているのだから,と安易にガンの告知をすることは,日本においては問題である,と思う」と河合は言う。もちろん,告知をした方がいい場合もあるが,「見捨てる」のではなく,「あくまで心のつながりを持ちながら」なされることが必要である。

このあと河合は,「告げる」と「語る」の違いについて哲学者の坂部恵の論を引用しながら,考察し,語り手と聞き手の関係が前者では垂直関係,後者では水平の関係にあることを指摘し,受胎告知との関連について触れて,告知の背後には「自分の死をいかに受けとめるか」という問題があり,医者が意識するとしないとにかかわらず,宗教的な事柄に関わらざるを得なくなってくると述べている。告知に内在する上下関係については,人間としての上下ではなく,立場としての上下をいっているのであり,「医者は前述したような重要な立場に立っていることを自覚するためにも,"告知"という言葉は残しておいたほうがいいのではなかろうか」と述べている。「実際にあった例であるが,医者が患者に村して,"このごろはガンの告知をする風潮になっているようですので,言いますが"と前置きしてガンの告知をした。そして,後は自分で考えて……という様子だったとか。このような姿勢は職業人としてあまりにも安易ではなかろうか」。

さらに河合は,わが国においても,「明治の初期の"武士"の伝統が生きている頃だと,"ガン告知"はそれほど珍しいことではなかったと思われる。たとえば,中江兆民などは医者から"ガンの告知"を受け,どのくらいの命が残されているかを聞き,自分の死をふまえた著書を出版。それが当時のベストセラーになったりしている」というように,明治のころはガン告知はあまり問題にならなかったことに注目している。その背景として「日本人の死

生観は現在においては複雑な様相を呈している」ことを挙げている。日本の伝統的な死生観と，西洋科学とが接触するなかで，「自分の死」という問題が重要な課題となってきた。そのような流れのなかで，告知の問題も考えていかねばならないということだろう。「このような重い仕事に意識的，無意識的に取り組むのであるから，"ガンの告知"は単に真実を知らせるか知らせないか，という問題とは異なる」のであり，告知の是非を論じるよりも，それにかかわる人が，「心のエネルギーを費やして，本人の抱えている問題に価するだけのことを共にする覚悟が必要」であると河合は結んでいる。

4．体験の名前

　以上が河合の論旨であり，告知の背後にある死生観の問題，文化差の問題，医療者の姿勢の問題など，多面にわたって議論がなされていて，筆者自身も共感を覚えたり教えられたりするところが多かった。ここでは少し異なる角度から告知の問題に光を当ててみたい。

　告知という言葉には，どこか冷たい響きがあるとして，英語の truth telling という言葉をそのまま用いて，「真実を伝える」という言い方がなされることがある（恒藤，1999）。確かに告知には真実を告げるというニュアンスが含まれている。告知をしない場合，医療従事者も家族も「うそをついている」という後ろめたさを拭い去ることができないだろう。しかし，果たして「ガン」というのは絶対的な真実なのだろうか。

　第1章で紹介した，Narrative Based Medicine の観点からすると，あらゆる理論や仮説・判断はすべて「一つの物語り」として理解され，「"唯一の正しい物語り"が存在するとは考えない。そのとき，そのときの事情に応じて"より適切な物語り"を選択すればよい」（斎藤・岸本，2003）と考える。NBM の観点からすると，「癌」というのは真実ではなく，「医療者側の一つの物語り」とみなされる。このような観点の背景には，ここのナラティブが，「私たちが生活している社会や文化を背景として，相互交流的な語りのなかから恣意的に作り出される（構成／構築される）」とみなす構成主義あ

るいは構築主義（constructionism）の考え方がある。「私たちの手の届かないどこかに，すでに決定された客観的な真実がある（このような考え方は本質主義とか客観主義とか呼ばれる）」のではなく，社会的，文化的な背景のなかで恣意的に構成されると考えるわけである。斎藤は，名郷の考え方に影響を受けながら，高血圧を例に，以下のように述べている。

　「高血圧」という「病気」は客観的に実在しており，医師が行うべきことは，目の前の患者が高血圧かどうかを診断し，適切な治療方針をたてることである，という考え方が，医療においては一般的である。これが，「実在論」という立場からみた「一つの物語り」にすぎない，などと言われると，たいていの読者はびっくりするのではないだろうか？これに対して構成主義は，「高血圧」というものは社会的に作られた一つの恣意的な概念である，と考える。「そんな馬鹿な。血圧を測定してみれば，160／100 mmHg というように，実際に高い人がいるではないか」と読者は言うかもしれない。しかし，血圧というものは連続的に変化するものであり，そのどこかに「区切り」を設けない限り，目の前の患者を高血圧と判断することはできない。この区切り（一般には診断基準と呼ばれる）は，あきらかに社会的に決められた恣意的な分節の基準である。「140／90 mmHg 以上の血圧の人を高血圧と呼びます」という約束事は，背景とされる文化や社会の在り方によって変化する。現実に，高血圧の診断基準は何年かごとに変更されるし，そもそも血圧を計ったことのない人にとって，「高血圧」などというものは存在しない。

　高血圧と癌とを同列に論じるわけにはいかないという反論もあるかもしれないので，次のような事例を考えてみたい。

［事例1］
　40代女性のAさん。貧血症状で近医を受診したところ，急性白血病を発症していることが明らかとなり，緊急入院。直ちに精査が行われ，AML

(急性骨髄性白血病）と診断される。寛解導入療法にて寛解に至る。入院時には，光が差し込んできて，この光が私を助けてくれると思った，という夢を見たという。この間，無菌室ではただ呆然と窓から外を見つめるなどして過ごすことが多かったが，白血球の回復期になると，それまでとはうってかわって家族のこと，特に，自分の幼少時のことなどがあふれるように語られた。その後，地固め療法を3コースして退院。退院後は定期的に維持・強化療法を行っていた。退院後からつけ始めたという絵日記を見せていただく機会があったが，そこには，入院時に見たという光の夢の絵が書かれていた。光の回りには得体の知れない怪物などが描かれていて，目を閉じると見えるので怖かったのだと伺った。光の周りにそれほど怖いイメージが見えていたと知って，そこまで思い至っていなかったことに治療者はショックを受けると同時に，心のなかで申し訳なく思っていた。骨髄ドナーがみつかったので，骨髄移植を行った。経過はほぼ順調で，慢性GVHD（移植片対宿主病）を発症したが，サイクロスポリンとステロイドで軽快した。移植後5年以上が経過して，現在は合併症も一切認めず，治癒した。

［事例2］
　40代男性のBさん。貧血症状で体重も最近減ってきたため近医を受診したところ，胃の精査を勧められた。その結果，胃癌と診断された。手術を勧められ，入院となった。本人には胃癌であることが告知された。手術は無事成功し，術後3年が経過したが，再発の兆候もなく，経過は順調である。

［事例3］
　17歳男性のC君。成績は優秀で，課外活動にも積極的に参加し，クラスのリーダー的な存在であったが，高校3年生になった春ころから徐々に学校に行けなくなった。軽い自律神経症状はあるものの，身体的な異常は認められなかった。しばらく様子を見ていたが，あまり変わらない様子なので，カウンセリングを受けるようになった。結局その年は学校に行けなかったが，翌年春より学校に通い始め，一年遅れて高校を卒業した。卒業後，かねてか

らの念願であった海外に留学した。

　ここに，急性白血病の事例，胃癌の事例，不登校の事例を列記したが，実はこれらは同一の家族内で起こったことだと知れば，同じ事例でも異なった見え方がしてくるのではないだろうか。家族に起こったことを継時的に記述してみると次のようになる。

［事例1 2 3］
　40代のある夫婦には，成績も優秀で将来が楽しみなひとり息子がいたが，何かと口げんかも多くなり，夫婦のこころは離れかけていた。そんなあるとき，妻が，貧血症状を起こし，病院にかかることになった。そこで大きな病院に紹介され，急性白血病であることが判明した。当初，妻には骨髄不全と説明され，病名を知っているのは夫だけだった。妻は長い入院生活を迎えることになった。夫は家事と看病と仕事の三つを両立させなければならなかったが，必死で3役をこなした。妻の治療経過は順調で，骨髄移植までようやくこぎつけることができたが，そのころから息子が学校をときどき休むようになった。息子には妻の病状は話してあったが，病名までは話していなかった。骨髄移植を迎えるにあたり，夫がリーダーシップを取って，妻と子どもに病名を告げ，移植に向けてがんばることとなった。その後まもなく，息子が学校に行けなくなってカウンセリングを受けるようになった。移植が無事終わり，慢性GVHDもようやく一段落したころ，息子は無事高校を卒業した。その後まもなく，夫が倒れた。病院で調べてもらったところ胃癌が見つかったのである。今度は妻が夫を支える番であった。夫が入院し，妻が看病した。手術は無事に終わり，経過も順調であった。次々と生じる病に，どうしてうちだけが，という思いも強かったが，離れかけていた夫婦の絆は病によってかえって強まることとなり，息子も一年遅れはしたが自分のやりたい道を見つけて歩み出すことができ，今になって振り返ると，病をきっかけに，家族全体が文字通り生まれ変わることができたと，家族の皆が感じている。

Aさんにとっては，だんなさんとの仲があまりうまくいっていないときに体調が悪くなって入院したことも，入院時に光が差し込んでくる夢を見たことも，その周りに恐ろしい怪物も見えたがそのことは怖くて口に出せなかったことも，骨髄移植を受けているときに息子さんが学校に行けなくなったことも，いずれも意味深い体験だったと思われる。病の体験全体のなかからこれらの部分は切り捨てて，Aさんの血液のなかで幼若な白血球が増えていること，骨髄でも同様の細胞が増えていることなどを取り上げて，その部分に対して白血病という名前をつけているわけである。こうしてみると，白血病という名前は，生物学的に説明できる部分だけを取り出して，医学という特定の観点から，それに対して与えられた名前であるといえないだろうか。癌という病名も，病の体験全体から見ると，医学的な観点から説明できる部分だけに与えられた一つの名前に過ぎないのではないだろうか。Aさんにとって，あるいはAさんの家族にとってこの体験全体に名前をつけるとすれば，たとえば「生まれ変わり体験」という名前をつける方が，体験全体を適切に表しているのではないだろうか。

　こうしてみると，病名告知は，「真実を告げる」ことではなく，「医療者側の物語りを告げる」ことと捉えるほうがよいのではないだろうか。病名とは，体験のごく一部に対して，医学的な観点から与えられた名前であって，体験全体の名前ではない。一人ひとりの体験をどう呼ぶか，あるいは自分の物語のタイトルはどうなるか，という視点も持ち合わせていると，医学的な名前に縛られずにすむ。病名も呪力を持っている。病名を治療のなかでどう位置づけるか，どう生かすかは，一人ひとりの（病という）物語りを伺うなかで考えていくべきことではないかと思われる。

5．インフォームド・コンセントと相談による方針決定

　前節までに述べたことは，インフォームド・コンセントについても当てはまる。インフォームド・コンセントは現在の主流である。従来の医師主導のやり方に対する批判から，情報をすべて患者に与え，患者の自己決定権を尊

表1 治療方針決定の三つのモデル

		父権主義	相談による方針決定	インフォームド・コンセント
情報交換	情報の流れ	主として一方向的（専門家→患者）	双方向的（専門家⇔患者）	主として一方向的（専門家→患者）
	タイプ	医学的	医学的および個人的	医学的
	情報量	法的に必要最小限	意思決定に必要な情報すべて	意思決定に必要な情報すべて
話し合い		専門家のみ，あるいは他の専門家と相談	専門家と患者（必要に応じてその他の人も加わる可能性あり）	専門家と患者（必要に応じてその他の人も加わる可能性あり）
治療法の決定		専門家	専門家と患者	患者

重し，患者に主導権が与えられるというインフォームド・コンセントが重視されるようになったが，インフォームド・コンセントは言語的に明確に進められるため，前節までに述べた言語化にまつわるさまざまな問題が生じてくる。

インフォームド・コンセントの弊害については，いろいろなところで早くから指摘されているが，たとえば柏木はインフォームド・シェアド・コンセント（ISC）という用語を用いて，単に情報を与えて患者に決定させるという冷たい医療ではなく，情報を共有しながら，方針を決定していくことの重要性を説いている（淀川キリスト教病院ホスピス，1992）。近年，EBMのなかからNBMが出現する流れのなかで，さまざまな興味深い動きが生じているが，そのなかで，shared decision making（相談による方針決定，SDM）という考え方が出てきたので紹介しておきたい。ElwynとCharles（2001）の論文に，父権主義，インフォームド・コンセント，相談による方針決定という三つのモデルが明快に比較されているので，それを引用してみたい（表1）。

父権主義的なモデルにおいては，最小限の医学的な情報が，医者から患者に伝えられる。しかし，どのような方針で治療を行ったらよいかという点については，主治医が一人で，場合によっては他の医者と相談して，決定する。いずれにしても，患者に選択の余地は残されていない。これに対してインフォームド・コンセントにおいては，医学的な診断に基づいて，治療法の

選択肢を提示され，それぞれの利点とリスクとが述べられる。情報の流れはやはり主として専門家から患者への一方向的で，情報のタイプも主として医学的なものである。話し合いは専門家と患者との間で行われるが，意思決定を行うのは患者である。

これらの従来のモデルに対して，相談による方針決定（SDM）の場合は，本質的に相互交流的である点がほかの二つのモデルと異なる。情報の質が医学的なものに限定されず，個人的なものも同じように重視されるので，医者は患者の個人的な事情も考慮して，双方が話し合い，双方が一つの結論に達するというものである。これは，一つの理想であるとはいえ，従来のモデルの医者-患者関係の限界を自覚して生まれてきた，注目すべき見解であると思われる。

6．意識の水準と話の聞き方

具体的な話の聞き方については，斎藤との共著（斎藤・岸本，2003）のなかで述べたので，ここでは意識水準の変化を考慮に入れた話の聞き方について触れておきたい。すでに述べたように，意識の水準が深まるにつれ，言語的なコミュニケーションが難しくなる。何気ない言葉が，通常とは異なる響きを持つようになるからである。「頑張って」の「ガン」の音に「癌」を聞いて心が震えてしまう。あるいは，今年の桜は散るのが早いね，という言葉にも，自分の残された命の短さを思い，心が震えていることもある。

このようなことは，普通，起こらない。Saussure の言語学によると，言葉は，音声（シニフィアン）とその指向対象・意味（シニフィエ）との結びつきからなる（丸山，1981）。「頑張って」という言葉は，「ガンバッテ」という音声（シニフィアン）と，元気を出してというような激励の意味（シニフィエ）とからなっている。そして，通常，シニフィアンとシニフィエとは，コインの表裏のように，表裏一体をなしていて，分離することはない。だからこそ，言語的コミュニケーションも成り立つのである。「サカナ」という音声が，あるときは「魚」を，またあるときは「犬」を，またあるとき

は「花」を意味していたら，言語的コミュニケーションは成り立たない。ところが，「ガンバッテ」という音声が，「癌」と結びついてしまうようなことが，癌患者ではよく生じるのである。今年の桜は散るのが早いね，という言葉も，何気ない季節の話題だが，そこに自分の行く先短い命のことが重なって響くとしたら，われわれはどのように言葉を選んだらよいのだろうか。

ここで，意識の水準，という観点からこの問題をみるなら，表層意識・意識の昼においては，シニフィアンとシニフィエとは結びついており，言語的なコミュニケーションも成立するが，意識水準が深まるにつれ，シニフィエはシニフィアンから遊離して，話者の意図を越えたさまざまな意味を持つようになる傾向があるといえる。そうだとするなら，意識水準が深くなるほど，言語的な接近には慎重にならねばならない。こちらの言葉がどのような響きを持つかわからなくなるからである。そのような感覚が身についてくると，不用意に言葉をかけることが少なくなる。

さまざまな響きを持つのは，こちらが語りかける言葉だけではない。患者の言葉もさまざまな響きを持っている。第2章で紹介した方の語りからいくつか引用しながら，何気なく語られた言葉の持つさまざまな響きに耳を傾けてみたい。

> 建築でもそうですが，西洋の建築は，まず壁です。日本は柱があって，そのなかの帳は簡単なもので，気候が温暖なので，自然の脅威から守る必要がなかったのかもしれませんが，あと農耕民族ということも関係していると思います。縁側というのは曖昧な空間で，外でも内でもない。京都に行ったときも，縁側でのんびりと過ごすことが楽しみになってきました。(#4)

これは，建築のことを述べているが，同時に，自分と他人の間にある壁，自分の内空間と外界との間にある壁のことのようにも聞こえないだろうか。壁がしっかりしている西洋の建物よりも，縁側という外と中との中間地帯を楽しむようなあり方は，ちょうど，癌を患われて，それまで自分を支えてき

た自分の壁とか殻がもろくなっていることが重なる。境界としては曖昧な「縁側」に親近性を覚えているのは，現在のご自身のあり方と重なる部分があるからだろう。このように聞いていると，そこに語り手の心境が見事に表されていることに気がつく。単に建築の話題として済ませてしまうと，心が離れてしまうのではないだろうか。

　　若いころは西洋の合理主義にあこがれていました。合理主義が好きでした。今は自然を征服しようという西洋の考え方よりも，自然になじむ日本の考え方が出てきたのかなと。日本画でも，遠近法はない。線で捉える。面で捉えるのではなくて。（#4）

　自然を征服しようというよりは自然になじむ，という姿勢は，病気を治すことが難しいと知られたご自身の病気に向き合う姿勢も重なって聞こえてくる。もちろん，意識して語られているわけではないだろうが。

　　お花は好きで，ガーデニングもしていました。今は体が大変なので，水遣りも満足にできなくて。お花はそうたくさんは置いてないですが。白馬に行ったとき，裏から，北の方から登ると，すごくお花がきれいで，すばらしい。天国のよう。幼児体験で，爬虫類とかそういうのは苦手なのですが，今でも，名前を出すのもいやなほど嫌いなのですが，そういう虫は，いないんですね。アリとかその程度で……。この辺だと虫がつく。（#10）

　この辺だと虫がつく，というのは，癌に蝕まれている自分の体のイメージが重なって聞こえる。第6章で論じた，無意識的身体心像の一例ともいえる。こういう語りを聞いていると，深いところではご自分の体のことも見つめておられることがしみじみと感じられる。一方で，虫のいない白馬の高地への思いは，ご自身の病気に対する思いと重なって聞こえ，筆者自身，しみじみとした思いで聞かせていただいたことを思い出す。

桜は幻想的なので好きです。枝垂桜が好き。平安神宮の枝垂桜とか，醍醐の枝垂桜。谷崎潤一郎の細雪では平安神宮の枝垂桜が出てきますよね。私は平安神宮の枝垂桜が一番好きです。それも夜花びらが舞っているのを見るのがすごく好きです。なんか幻想的ですよね。桜はすぐに散るからいいんでしょうか。（♯11）

　単に好きな桜の話をしておられるようには聞こえなかった。桜の幻想的なイメージは，ご自身の命のイメージと重なり，筆者には深く印象に残った。

　　　町内会で，恐竜が来るけど，害のない恐竜だから心配しなくていいという連絡が回る。外に用事があって出かけると，本当に恐竜が来る。3メートルないくらいの高さで，それほど大きくない。少し危険なところがあるからはやく家に入ろうと，娘と急いで家に戻る。あと誰々が戻ってないと，確認して，呼びに行き，家族全員が家に戻る。木造の家なので，ガラス越しに恐竜が見えて，もっと安全なところへ移ろうか，鉄筋の家のほうがいいのではないかと話している。透明なガラスでカーテンもかかっていないので，恐竜がうろうろしているのが見えるので，家族でどうするか相談している。（♯15）

　恐竜は癌と重なる。害のない恐竜だからという連絡が回っているところから，病気に対する恐怖感は幾分和らいできていることがうかがわれる。ここで語られている話は，夢の話だが，彼女自身の在り方もよく表現されているように感じた。

　これらの語りは，たとえば，虫の話にしろ，恐竜の話にしろ，意図的に癌の比喩として語られたのではない。語り手自身も半ば意識せずに語られたというのが実際に近いだろう。しかし，どんな話題を選んでもよいのに，壁のことが語られたり，桜のことが語られたりするときに，語り手の身体的心理的状況がまったく無関係というわけでもないだろう。語られた言葉を字義

的に受け取るのではなく，そこにさまざまな響きを聞くことが必要である。

　井筒 (1983 b) によると，創像的水準（意識の夜）は，「常識的な人間の場合はわずかに夢のなかで体験できるにすぎない」という。意識の夜が，夢を体験している意識状態に近いのであれば，意識水準が深まると，覚醒していながら，夢を見ているような状態になるということもできるだろう。だから，深い意識水準の語りを聞くときには，夢を聞いているかのように聞くのがよい。そうすると，さまざまな響きが聞こえてくる。

第9章　薬物療法の基本姿勢

1．薬物の両義性と薬圧

　本章では中井久夫の薬物療法の基本姿勢を引用しながら論を進めるが，中井の姿勢は単に薬物療法にとどまらず，心理療法的接近をするうえで示唆するところが多いので，薬物療法のこととしてではなく，心理療法全般に関わることとして受け止めていただきたい。
　ここで取り上げるのは，中井（1998 b）の「薬物使用の原則と体験としての服薬」という論文である。その第1部，「薬物使用の原則」をここでは紹介しながら，主として抗うつ薬の使用に関して検討したい。なお，この論文の第2部は，中井自らの薬物使用体験が記された大変貴重なものであるが，本稿の目的とはそれるのでここでは取り上げない。興味のある向きは原論文を参照されたい。

　　　私は，かつて諏訪望が北大の講義において常に学生に告げていたという，「抗精神病薬を患者にのませるということは八貫目の石を背負わせているのを決して忘れないように」という至言をここで繰り返したい。

　中井（1998 a）は「病圧」と「薬圧」という言葉を用いている。つまり，病気本来の圧力である「病圧」と，薬が与えている「薬圧」と，その両方を常に念頭においておく必要がある。ここでは抗精神病薬の「薬圧」について論じられているわけだが，抗うつ薬でも同じである。程度の差はあれ，すべ

ての薬が「薬圧」を持っている。ここでいう「薬圧」とは，薬の薬理作用に伴う副作用（たとえば，抗うつ薬であれば，その抗コリン作用による口渇，便秘など）だけでなく，薬そのものが，あるいは服薬という行為が与える心理的な圧力のこともさしている。抗うつ薬を出しましょうかといわれて，自分は精神がおかしくなったのだろうか，と不安になったり，あるいは，食事の後に並べられたたくさんの錠剤を見て，こんなにたくさん飲まなければならないのかと気が重くなったりする方も多い。この「薬圧」は個人差が著しいが，薬が与える心理的なプレッシャーは決して見過ごすことができない。また，病状が進行してくると，特に，薬が1錠増えただけでも，（必ずしも病状が進行していなくても）自分の病状が一段と進行したことを察して，いっそう落ち込ませることになることもしばしばある。薬を飲むという行為自体が，それだけで結構な負担になる場合があることを念頭に置いておく必要がある。さらに，薬圧を強く感じる場合は薬の効果も相殺されることは心に留めておくべきである。

> 一般に薬物に対しては，古く Sir William Osler のいうごとく，ヒトは薬物をねだる crave する動物であるが，同時に薬物を恐怖する動物でもある。このことを念頭に置く必要がある。人間は，症状に関しても薬物に関しても両義的である。すなわち「効くクスリは怖い」のである。同じ心理が魔女狩りの一因となった。薬草資源である森のはずれに住み抗不安薬草の先駆的使用者である西欧中世の「治療する老婆たち」を「あれだけの力を持つ者はそれを悪用しうる怖い存在である」とされた。抗精神病薬に対する恐怖は「精神の内容を変える，それもどういう方向に変えるかわからない」ことによって増幅される。……患者が欲しいのは単なる薬理学ではない。

確かに薬をほしがる方もいれば，薬を飲むことに恐怖を覚えたり消極的だったりされる方もある。治療的な関係性ができる前に，あるいは，信頼関係ができた後でも，抗うつ薬や安定剤あるいは睡眠薬を服用することに不安

を覚える方は多い。この不安は薬の作用を相殺するし，こういう場合は薬の効きが悪いからということで薬の量も増えていくことになりがちである。

　薬を怖がっているのか，求めているのか，あるいは薬圧を感じているのかそうでないのか，といったことは，患者に直接尋ねるのも一つの方法ではあるが，日々の会話のなかから自然と知れることも多い。抗うつ剤の効果を過信して，一律に早期診断を行い，服薬を勧めるのではなく，薬圧に対する個人個人の考え方にも配慮しながら薬物療法を考えていく必要があるだろう。

　患者がほしいのは単なる薬理学ではない，という最後の言葉は，よく心に留めておくべきだろう。症状コントロールに焦るときは，特にそうである。

2. 薬物療法の標的

　　慢性分裂病状態においては，症状を標的とせず，身体および生活の全体を標的とする。多くの症状は，皮膚炎におけるカサブタのように保護的である。これを強引に奪うことはカサブタを剥がすに等しく，われわれは基本的には自然脱落を待つべきである。

「症状を標的とせず，身体および生活の全体を標的とする」と，言うは易いが，実際には難しい。全体とは部分の寄せ集めではない。身体的には痛み，倦怠感，食欲低下，心理的には不安，抑うつ，というように，それぞれの症状を寄せ集めても，全体をみることにはならない。全体を見るためにはそのための方法論が必要となる。全体が見えてくると，症状が持つ保護的な側面も見えてくることがある。急性期は別としても，ある程度病状が落ち着いてきたときには，症状をしらみつぶしに取り除こうとするのではなく，自然脱落を待つ，という態度も大切であろう。

　　いわゆる陰性症状に直面したときには，医師はまず懐疑的でなければならない。多くの「陰性症状」は実際に見せてもらえば薬物原性であり，また一部は自己尊厳の破壊の産物であり（結核療養所長期入院患者

と酷似している），一部は適応であり，一部は防衛であり，一部は外傷性障害の特徴の1つであって交感神経系の慢性緊張状態である過覚醒とnumbing（小西聖子の訳は「マヒ」）の共存であり（これは鈍感と過敏の共存という有名な陰性症状である），一部は〈慢性精神科医〉の鏡像であり，最後に希望なき人生の持つつかみどころのない疲労感である。科学者たる者はこれらを除外してなお陰性症状がどれだけ残るかを見なければならない。

ここでいう「陰性症状」とは統合失調症における陰性症状だが，いわゆるうつ状態に対しても同じことが言えるのではないだろうか。つまり，一部は薬物原性であり，自己尊厳の破壊の産物であり，一部は適応であり，一部は防衛であり，一部は外傷性障害の特徴の一つであって，これらを差し引いてもなおどれほどのうつ状態が残るかを見なければならない。病名告知や医療者の何気ない一言も心的外傷となりうる場合がある。

　　私は回復期において，原則として賦活を目標としては薬物を使用しない。賦活は自然賦活を最良とする。しばしば「修理途中の自転車にロケット・エンジンを付けて走らせようとする」人があるが，長期的には決して実らず，しばしば端的に破壊的である。「医師は何よりも先ず慎重でなくてはならない。」この原則は患者および家族が，治療のゆるやかさに苛立つときに語ってもっともよく納得させうるものである。

回復期において，賦活を目標として薬物を使用しない，という中井の姿勢は，癌の治療や緩和医療においてもそのまま当てはまると筆者は考えている。その場合，回復期という言葉の代わりに，急性の症状がある程度落ち着いた時期，と捉えるのがよいだろう。たとえば脳転移により左半身麻痺が起こった場合など，その急性期には放射線治療を始めたり，脳浮腫改善薬の点滴を始めたりするだろうが，しばらくして症状がある程度落ち着いてきたときに，落ち込んでいる患者の気分を，抗うつ剤で無理やり持ち上げようとす

るのは「修理途中の自転車にロケット・エンジンを付けて走らせようとする」ようなことになっていないか，と自らに問いかけてから薬物の使用を考慮すべきだろう。なお，imipramine は抑うつの改善よりも，先に行動の抑止を解除する傾向があり，これは，抑うつの残る段階において自殺念慮を実行に移しやすくすると中井は指摘している。

　私の考えでは，薬物の標的となるものは，恐怖であり，不安であり，その背後にある精神，自律神経系，内分泌の超限的興奮あるいはその遷延膠着状態，要するに生体の全体であって，決して診断の手がかりである特異症状ではない。薬物が生み出し，患者がそれに賛成する状態とは，超限的なあせりの解消であり，心身の余裕の発生である。症状の消滅はそれに付随的に起こる患者と医師とが共にしうる目標はこれであって，薬物治療もその例外ではない。この点からして，むしろ，分裂病の陽性症状が消えた時点から本格的な治療が始まるのであって，急性期の治療は実は「暫定的」なものである。

うつ病（笠原・木村のⅠ型，Ⅱ型）の多くの患者は，無気力で何もしていないように一見見えても，頭のなかはぐるぐると回っていて，悪循環と焦燥感の渦にいることが多い。筆者自身は，気分を持ち上げることよりも，焦燥感を和らげる助けとして薬物を考慮することが多い。焦燥感というのは薬物の標的の一つとなるだろう。焦燥感が強い場合，ゆっくりと落ち着いて考えることができなくなるのは，新幹線で走り抜けると回りの景色がゆっくり見られないのと同じである。

3．症状消失の際の不安

　症状を薬物によって有無を言わさずに奪われたときの空虚と索漠とを医師が知らなければならない。また，症状があるときにはない不安として症状が不意に再来しないかという不安がある。

症状の消失を医療者は喜ぶが，症状が取れたら取れたで，不安な気持ちにもなることを忘れると，患者のこころから離れてしまう。症状消失の不安というのは理解しにくいかもしれないが，症状がなくなれば，それはそれで大変なのである。食道癌の再発により，反回神経麻痺をきたし，声はかすれ，誤嚥を繰り返して，痰も多量に排泄するため，一日にティッシュを何箱も使用しておられた方が，緩和ケアにこられて，少しずつ落ち着かれ，抗生剤や去痰剤など使用して，痰の量も激減して，非常に元気になられたときに言われた言葉が強く印象に残っている。「おかげさまで痰はとても少なくなって，とても楽になりました。ただ，それまでは痰を出すだけで一日が過ぎていたのですが，今は暇で仕方ありません。暇になると，よけいなことを考えてしまいます」。

　あるいは，疼痛コントロールのために入院してこられた方が，痛みが取れたので退院されることになった。医療者はみな喜んでいるが，本人の表情は今ひとつ優れない。聞いてみると，痛みが取れたのはうれしいけれども，また痛みが出ないだろうかと不安なのです，と語られた。こういうときに，周りが「痛みが取れてよかったね」と喜んでばかりいると，心が離れてしまう。本人が喜ぶ程度にあわせてこちらも喜ぶのならいいが，本人が喜ぶ前に，「退院できることになってよかったね」とか「痛みが取れてよかったね」と喜んでいると，本人の気持ちから離れてしまうことになるかもしれない。芥川の小説『鼻』も同じテーマだろう。本当の治療は，むしろ，症状が消えたところから始まるともいえる。

　　また，私はしばしば，患者に「この薬でひょっとしたら治るかもしれないが，ほんとうに治ってもいいかい」「長年親しんだ症状はたとえ多少不愉快でも別れると淋しいものだよ，耐えられる？」とくどく言う。そう言って「大丈夫です」と真実味のある答えを何度も聞いてから初めて処方する。

　この中井の指摘とは少し異なるかもしれないが，「この痛みさえ取れてく

れれば何も言うことはない」とか「食欲さえ出れば問題はないのに」と，ある一つの症状さえ取れればすべて問題が解決するかのように強調される場合には，慎重にならねばならないと思われる。筆者は，そのようなときに，この中井の言葉を思い出し，「その症状が取れたら何かしたいことがありますか」と尋ねることもある。何かしたいことが明確な場合は，症状の緩和に積極的に動き，そうでない場合は，焦らず，全体の状況をよく見ながら考えていくということも選択肢の一つに入ってくる。

4．処方行動の影響

病を圧倒するために〈麻酔量に近い〉大量の薬物量を使ってしまう場合は，急性期の場合だけではない。

悲しむべき錯誤であるが，しばしば，症状を標的とし，しかも，徹底的にそれを絶滅する，ベトナム戦争における米軍のような「捜索破壊 Search and destroy」を行う人がある。心気的な訴えを陰性症状とみなして，抗精神病薬を投与して訴えをなくそうとする人がいる。しかし，「陰性症状」なるものの正体は依然不明である。実に多くの薬物負荷が陰性症状と受け取られ，追加投薬を行う人が絶無ではない。この悪循環によって患者の生涯を棒に振らせてしまった実例があるのは慨嘆だけではすまない。

ここでは「陰性症状」を「うつ症状」と，「抗精神病薬」を「抗うつ薬」と読み替えてみると，癌患者に見られるいわゆる「うつ状態」を考えるうえで，とても参考になる。重症になる前の初期の段階で診断し，積極的に治療することが望ましいとする Billings と Block（1995）の姿勢は，「捜索破壊」につながる危険を十分認識しておく必要があるだろう。

中井の意図とは少しずれるかもしれないが，癌患者の治療でよく見られるのが，不安に対して抗不安薬が投与されている場合，体のだるさや眠気が訴えられることがある。これは，一部は薬の持つ筋弛緩作用によるものであ

り，一部はそれまでの緊張がほどけてきた兆しであり，このときにゆっくり休めるとよいのだが，だるさや眠気を取ろうとして，ステロイド剤とか覚醒作用を持つmethylphenidateなどを投与して，眠気やだるさを取ろうとする。そうすると夜眠れなくなったり不安がぶり返したりして，睡眠剤を出したり抗不安薬が増えたりする。結局何をやっているのかよくわからない，というようなことがまま見受けられる。これは，症状の緩和を積極的に行おうとする場合に起こりやすい。

　一般に，見通しをはっきりつけずに行う増量に際しては医師は緊張と恐怖とを味わい，途中でオリたくなり，中途半端な量でやめては別の薬物を探す「彷徨処方行動」に陥ることが多い。これは不毛であり，患者はへとへとになり，医師は安定した処方に達せず，治療はスタートラインのあたりをうろうろし続ける。

　「彷徨的処方行動」に類したものには状態の些細な変化に応じて薬物の量や種類を変える「過剰対応処方」もある。これは熱心で誠実で小心な医師が起こしやすく，また，治療を焦る患者，紹介患者，診断が難しい患者，回診で上級医師から治療圧力を医師が受ける患者に起こりやすい。これは患者は「医師はある状態を非としてこれを殲滅させようとしている」と恐れ，「この状態は否定されるべき状態らしいが自分で消滅させようと思ってもできない，さあどうしよう」と無力感に陥れて途方に暮れさせ，さらには「医師は私（の症状）を処罰しようと手を替え品を替えて追ってくる」と感じて追い詰められる場合さえ考えられる。治療はいちいちの症状を別々の薬でしらみつぶしにするものではない。薬物はそれぞれの個性があるが，当り前の話ではあるが，いずれも患者の心身全体に効くのである。そしてのみ心地がよいとき，また患者が〈賛成〉できる変化がいつのまにかもたらさせているのを，患者がふっと気づくとき，薬は少量で効き，コンプライアンスはよくなり，そして片々たる症状はいちいち「捜索殲滅作戦」などしなくてもいつのまにか消失しているものである。薬が合ったという感覚は医師の側にも「何かつか

えていたものが流れ出した」という治療感覚となって実感されると私は思う。

　……まずこれという薬物を選んで，その可能性と限界とを知ることである。工夫して薬物をめぐる合意に到達し，適切な勾配で増量しつつ，鎮静して患者の全体像が症状の向こう側に見えてくれば一定期間薬物の種類と量とを維持して，その状態を定着させて心身の安定を得るようにする。これがさらなる改善のためのベースである。しかし，しばしば，改善を認めれば，「朧を得て直ちに蜀を望む」（ある目的が達成されるとすぐに次の到達困難な高い目標に挑む）ことになりがちである。すなわち，ただちに薬を増やしていっそうの改善を狙うが，これは不安定性を増大させて，治療がふりだしに戻る確率が多い。また，これは医師が改善をあせっているというメッセージを患者に伝えて，患者をいっそうあせらせる。一般に処方行動は医師のたいていの言よりも患者にとって信頼性の高いメッセージである。心しなければならない。逆に，改善をみたら直ちに減薬する医師もある。これは薬によってようやく獲得した安定を放棄することになることが多い。これは薬を悪として処方行動を「うしろめたく」思う「良心的」医師の落とし穴の一つである。

　これは，薬物療法のみならず，心理療法・精神療法全般，いやむしろ，治療の基本姿勢そのものにいえることである。「彷徨的処方行動」も「過剰対応」も，治療者の方の重心が安定していないということで，熱心にやればやるほど振り回されてしまうことになる。「治療はいちいちの症状を別々の薬でしらみつぶしにするものではない」という言葉は，何度繰り返しても強調しすぎることはない。現代医学の提供する治療というのは，ともすると，このようなことになりがちである。それは，個々の医療者の問題というよりは，医学そのものが全体を見るための方法論を，中井が述べるような大局的な見方をもっていないからである。そのような反省からでてきたのが，冒頭で述べたナラティブ・ベイスト・メディスンだと思われる。

（うつ病治療の）第1の原則は，ただでさえ気分や抑制の程度が自然変動するのに，その上に薬物変更による人工的な波を加重しないことである。実際，遷延うつ病の患者に悩んでいる医師に，処方変更を一切しないという助言を行って，患者を遷延状態から脱さしめたことがある。……医師は改善の徴候がいくらあっても，患者に「よくなったでしょう」と改善・治癒の「押し売り」をしてはならない。たいていは「浮かぬ顔」をするはずである。患者はおおむね完全癖のために自己点検をたえず行っており，うつの残渣を認知しているからである。
　……古典的うつ病，躁うつ病患者の自己価値感情は株価のように絶えず変動し，ときには乱高下しがちなものである……。われわれは，彼らの内的自己株価の変動のいかんにかかわらず同一の表情で同じ言葉を飽きもせず繰り返すことが重要である。すなわち，変動してやまないものに対して，われわれは定点を与えなければならないのである。

　うつ病治療の原則を中井はこのように述べている。なお，中井は，看護師のための精神医学の教科書のなかで，笠原・木村の分類を紹介しており，ここでいううつ病とは，笠原・木村のⅠ型およびⅡ型をさすものと考えてよいだろう。
　抗うつ剤の作用機序とか特長，選択の指針などは教科書にも書いてあるが，ここで述べられているような治療者の処方行動が患者に及ぼす影響はほとんど述べられてこなかったのではないだろうか。処方行動が患者に与える影響というのは，その目で見始めると予想以上に大きいことがわかる。薬の効果以上の作用を及ぼすことも稀ではない。周囲に対して過敏になっている癌患者も多い。だから，薬が一つ増えるだけでもいろいろな思いが駆け巡る。状態が悪くなったのではないだろうかとか，いろいろ勘繰ることも多い。これは，中井（1982）の言う「兆候空間」優位の状況，すなわち，暗闇の森に放り出されたら周囲に敏感になるのと同様に，それほど生命の危機に晒されて危機的な状況にあると察知するからにほかならない。そのようななかで，患者に安定と安心を与えるために必要なのは，薬物以上に，治療者の

重心が安定していることである。

5. 引継ぎ

　私は特に神戸大学在任中，他紹介患者を引き受けることが少なくなかったが，精神病院よりの紹介患者の処方はしばしば2ページにわたるものであった！　こういう場合，だいたい1年にわたる減種計画を樹てるのであるが，どれが不可欠で，どれが消去可能であるかは「棒を立てて石で囲み，ある石を取って棒を倒した者が負け」という遊びに似て，スリルのあることである。

　しかし，一見矛盾するように見えるが，私は，目に見えて間違っており，現に患者の苦悩を生んでいる処方を例外として，決して，前医の処方を，薬理学的な高みから直ちに変更することはしない。いかに奇異な処方も前医の多年の苦心の結果である。前医の処方を尊重する姿勢は，現医の信用につながる。逆に，前医の処方の悪口を患者につげて〈理にかなった〉処方に変えて患者が悪化した場合，患者が精神医学全体に不信の念を持っても当然である。しかし，これは大学の系統を異にする医師間においては予想外に多く行われていることである。一般に，引き継いだ現医は患者に向かって「あなたにとって誰々先生はどういう医者でしたか」と問うべきである（土居健郎の教え）が，処方にかんしても「この処方についてはどういうことを聞いておられますか，この処方はあなたに合っている感じがしますか」と問うべきである。「合っている」という答えならば「しばらくこのとおりにして，そのうち私なりの工夫をするかもしれません」というのがもっとも穏当である。

　一般病棟から緩和ケア病棟に移ってきた場合，特に，自分から望んでではなく，主治医に勧められて移ってきた場合（総合病院ではこのような形態のところも多いであろう），当初の緊張と不安は相当なものである。こういうときに病状の急変が起こりやすい。処方の変更はこれを加速する可能性があ

ることを念頭に置いておかねばならない。このようなちょっとした配慮が信頼関係の基礎となるのである。

　以上のような観点から，早期に抗うつ薬を投与しておく方がよいのではないか，うつ病を見逃すよりも，積極的にうつを疑って抗うつ剤を投与するほうがよいというCassem（1990）らの主張に対しては，あまりに単純な見方ではないかと反論したい。上に述べたことからもわかるように，薬に対する思いも，処方行為に対する受け止め方も患者一人ひとりによって異なり，それは薬効にも大きく影響する。また，第3章で検討したように，うつ病という疾患概念そのものにも問題があり，薬物の効果を考えるうえでも，再検討を要すると思われる。そういったことをよく勘案したうえで抗うつ剤の適用を考えていくべきだろう。

終章　安心のために

1．治療の枠組み

　病を体験しておられる方の「心に添う」あるいは「気持ちを汲む」ためにはいかにすればよいかという観点から論を進めてきたつもりである。本書の最後に，安心が得られるために筆者が重要と考えている「枠組み」と「重心」の2点について触れておきたい。

　話を伺うことの重要性はいくら強調してもし過ぎることはないが，どういう枠組みで伺っていくかということもそれと同じくらい重要である。心理療法家の場合，場所・時間・料金を定め，一定の枠で話を伺っていくというスタイルがとられることが多い。緩和医療の現場ではなかなかこのようなスタイルを定めることが難しく，特に医者・看護師などの医療従事者がこのようなスタイルで話を伺うことはほとんど不可能に近い。しかし，心理療法を行ううえでなぜ枠組みを定めることが大切とされてきたのかを見ておくことは，時間などの外的な枠組みを定められない会い方をするときにも参考になることが多い。李（2003）は「心理療法の枠組みについて」という論文のなかで，この問題を簡潔にまとめているので，それを引用しながら述べておきたい。なお，精神分析学派では「治療構造」という言葉が一般的に用いられているが，李は「"構造"という語は，たとえば建物の構造のように，物理的，固定的な語感を持つ」ため，「枠組み」という言葉を用いている。

　枠組みを定めることは，両義的に作用しうる。つまり「場所，時間，頻度，料金などを恒常的に定めることがもたらす安定感」が「クライエントに

安心感を与え」ると同時に「治療者の安全感を保障する」。後者はさらに「治療者の有効な関わりを促進する」。しかし，枠を定めることは「縛ること」，「阻むこと」にもなり，治療の相互関係が阻害されてしまうことにもなる。「ときによって，枠組みをあえて破ることが治療効果を持つことがある」のはこのためである。

　李は『椙山臨床心理研究』第3号の紀要で「治療構造」の特集を組んだ理由として，「なぜ枠組みを設定する必要があるのかを根本的に理解することなく，教科書に書かれている治療構造の細目を金科玉条のように守ろうとする人がいた。1回50分と教えると，面接の経過にかかわらず厳密に50分で切ろうとしたり，クライエントのやむをない現実的事情で日時を変更することにも不安になっていた。何よりも，治療構造にこだわるあまりに，クライエントとの生き生きとした交流が損なわれていたり，クライエントの感情に共感することができなかったり，ということが生じていた。形式にとらわれて，クライエントの心にできるだけ波長を合わせて寄り添うという治療者として最も重要な態度が育ちにくくなっていた」と述べている。「治療構造とは，心理療法を有効にするための取り決めであり，かたくなに守るべきものではなく，どのような設定が望ましいかを，そのつど考えるべきもの」であるはずなのに，形式にとらわれることが多いため，「心理療法について教えるときに，……治療構造を守るように最初に厳しく言い聞かせることは，教育の順序として適切でないと考えている」と述べているほどである。

　筆者がここで枠組みのことを述べておきたいと思ったのは，緩和医療の現場では，しばしばこれと反対のことが生じていると思われるからである。ケアに熱心になろうとするあまり，何の枠組みも持たずに話を聞こうとすることで，かえって混乱が生じてしまうということがないだろうか。混乱しておられた方が，枠組みを明確にすることで自分を取り戻していかれる姿を目の当たりにして，筆者は枠組みのもつ意義を改めて考えさせられたので紹介しておきたい。

　この方は60代の女性で，転移性肺癌で入院しておられた方である。看護記録によると，入院当初は，家族に恵まれていることへの感謝，死ぬことは

怖くない，もう思い残す事はないなどの言葉が穏やかに語られていた。痛みの方は，モルヒネ製剤により，疼痛コントロールはほぼ良好であった。入院1週ころより，身内の壮絶な死に方を思い出したり，死ぬことへの恐怖を語られたりするようになり，看護師は傾聴に努めたが，訴えは次々に増えていく。夜が怖くて不眠が出現するようになり，眠剤も処方されていたが，徐々にそわそわした感じやじっとしていられない感じが強くなり，できるだけ誰かと一緒にいたいと訴え，ずっと一緒にいてほしいと看護師を離せなくなった。これにも看護師は可能な限り付き添うように努めた。その後も，不安は強く，些細なことも自分の意思で決められず，焦燥感はさらに強まり，廊下，自室内を落ち着きなく歩き回るようになり，生活のペースも崩れた。自分が自分でないようだと語ることも多くなり，ナースコールも頻回で，訴えに対して，看護師が対処法を示しても決定できないとのことだった。たとえば，枕が硬いから眠れないといい，枕を変えましょうかと提案すると，でもこの枕でないと眠れないといい，そうしたらそれで様子を見ましょうか，というと，やっぱり枕が硬い，といって堂々巡りになるといったことが頻繁に見られるようになった。この時点で筆者は相談を受けたのだが，看護スタッフは熱心に話を聞こうとしているものの，話を聞けば聞くほどよけいに混乱しているように思われた。

　看護師は，不安な気持ちもよくわかるのでできるだけ傍にいてあげたいと思っていたし，可能な限りそうするように努めていたが，他の方の処置やナースコールで呼ばれるので，四六時中ずっと傍にいることは不可能である。それで，処置が終ったらまた戻ってきますからと言い残して彼女の傍を離れなければならないことが生じてくるが，そうすると，すぐに不安になってナースコールを押してしまう。5分とたたないうちにコールがあるので，最初はなるべく傍にいてあげようと思っても，看護師もだんだんイライラしてきたりする。お互いの気持ちが空回りしてしまう。そういう状況のように思われた。

　スタッフのなかには鎮静がよいのではないかという意見もあったが，お会いしてみると疎通性はそれほど悪くないものの，何かに圧倒されているよう

で，やむにやまれずナースコールを押してしまう，看護師には申し訳ないと思っているので，余計に自分を責めてしまうが，それでも，ナースコールを押さずにはいられない，という状況のようだった。薬も安定剤を含めていろいろ出されていたが，症状が二転，三転するので，処方の種類も量も定まらないという状況であった。

　そこで，筆者は看護スタッフとも相談して，まず一日のスケジュールを作成してもらい，看護師のスケジュールも調整してもらって，午前中30分と午後30分，話を伺う時間を設定し，原則的にはこの時間はこの方の時間としてとっていただくよう，看護師の間で統一してもらった。そしてご本人にも，いろいろ話したいこと，相談したいことが出来ても，その時間まで待っていただくように話した。彼女は「スケジュールが決まっているのも嫌だわ，その他の時間も来てほしい，私嫌われているんじゃないかしら」と，スケジュールどおりにすることにはやや難色を示されたが，ともかくしばらくはこれでやってみましょうと説明して，始めた。そうしたところ，徐々にスケジュールにも慣れ，決められた時間には必ず看護師がくることで安心感を持つことが出来るようになっていった。30分の時間が経つと，「ありがとう，忙しいでしょう。もう大丈夫」と落ち着いた表情で言い，焦燥感も和らいだ。数日もしないうちに落ち着かれ，自ら希望されて外泊に行かれた。生活のリズムが戻り，体調もよくなったので，自分の意思で退院を決めて帰られた。以後亡くなられるまでの約半年間に，体調が悪化して2度入院されたが，このときのような強い混乱を示されることはなかった。

　この方の場合，薬の変更など一切せず，スケジュールを作成して，話を伺う枠組みを設定しただけで落ち着いていかれた。決まった時間になれば看護師が来てくれることが安心の基盤となり，また，決められた時間のなかで話をしなければならないということが自分のなかで渦巻いているいろいろな思いをまとめていくきっかけになったのではないかと思われる。一方で，時間が決まっているので，看護師も，より集中して話を聞くことができたのではないかと思われる。いつ話が終わるのかと思いながら聞いていると，次第に

集中力も落ちてくるし，心が離れてしまい，そのあたりは患者の方は敏感に察知するのでよけいに離すまいとしがみつくという悪循環ができていたという側面もあるだろう。もちろん，いつもこのようにうまくいくとは限らない。枠を設定することで，かえって機械的な対応になってしまっては，李が指摘するように何のための枠か分からなくなってしまう。まして，癌の方々の場合，予期せぬ体調の変化が起こる可能性は常に念頭においておかねばならないので，心理療法家ならまだしも，看護師がそのような枠を設定することには慎重でなければならない。とはいえ，何らかの枠組みがないと，話を聞けば聞くほど混乱してしまうこともありうると知っていれば，個々の場合に即した対応を検討することが可能となるのではないかと思われる。

　心理療法では週に1回50分という設定が標準的だが，癌の方々の話を伺う場合，どのような枠組みがよいのかはなかなか難しい。たとえば週に30分の時間を，週1回30分とするのか，10分ずつで週3回とするのか，5分で毎日訪れるのか，といった，構造の問題はよく考えておく必要がある。このあたりは筆者自身も確定的な意見をもっていないが，中井（1998a）の次の意見は参考になる。中井が統合失調症の治療に着手した当時，「臨床を眺めますと，非常に観察密度が荒く，観察間隔があきすぎていると思いました。ですから，私は週三日，ときには毎日面接しました。それから看護日誌をよく読みました。月一回の観察なら数か月から年単位の動き，週一回の面接で月単位の動きしかわからないはずです。……しかし毎日の面接は……必ずしも有益ではありません。……面接間隔をどのように置くか，……これは面接の大変重要な決定因子です」。どのような枠組みがよいのかは，個々の状況に応じて考えていく必要があるとはいえ，今後の大きな課題だろう。

　現実的な問題として，医師や看護師の場合は，時間，場所，料金などの外的な条件を定めることは，難しいだろう。しかし，心理療法でしばしば議論される型どおりの治療構造を作ることはできなくても，枠組みという観点から診療を見直してみれば，さまざまな工夫が可能である。たとえば，主治医が，朝と夕方大体同じ時間に病室を訪れて顔を見せる方が，手が空いたときだけ病室に訪れるよりも，患者の気持ちは安定することは容易に想像でき

る。訪室の時間がばらばらだと先生はいつ来てくれるだろうかと不安になるが，大体似たような時間に来てくれると分かっていれば，それだけでも落ち着いていられる。それがたとえ少し顔を見るだけであっても，ずいぶんと違うと思われる。第9章で述べたように，処方行動も，重心を安定させるうえでは重要である。「捜索破壊」(search and destroy) の姿勢が強く出ると，処方も安定せず，「彷徨処方」となって，薬を出せば出すほど症状が出てくる，というもぐらたたきのような状態になってしまう。患者のニーズに合わせた肌理の細かい処方といえるのか，彷徨処方になっていないか，振り返ってみる必要があるだろう。

2．重心を安定させる

　治療の枠組みを定めることの治療的な意義が，外的な条件を「恒常的に定めることがもたらす安定感」にあるとするなら，治療者の重心が安定していることも，枠組みを定めることと同じくらい大切ではないかと思われる。治療者のなかで重心が安定しているということが，外的な条件を定めることに匹敵するような安心感を与えることになるのではないだろうか。重心は，高いところにあるよりも，低いところにあるほうが安定するが，重心を低くするためには，全体が見えていなければならないので，第7章で述べたような意味での見立ても大切になってくるだろう。

　ここで，ある方のことが思い出される。彼女は，乳癌の術後で，身体的な経過は順調だったが，気力が出ない，疲れる，食欲低下，夜もあまり眠れないなどの症状が退院後しばらくしてから出るようになり，そのときうつ状態と診断されて1年以上も抗うつ剤などが処方されていた。あまり状態が改善しないということで，筆者のところに相談にこられた。話を伺ってみると，うつ状態と診断されて抗うつ剤が出されたが，しばらくすると少し気分がよくなったように思ったので，それまでにたまっていた家事などを一気に片付けようとして動きすぎて疲れてしまう。そうするとしばらく何もできなくなり，落ち込んでしまう。それを主治医に話して抗うつ剤を増やしてもらう

が，今度は眠気が出てきたので，覚醒作用のあるメチルアンフェタミンが出される。すると元気になったように感じて，また一気に家事を片付けようとして疲れる。そうすると，以前はできていた家事すらできなくなったと再び落ち込んでしまう。そういったことを1年余りにわたって繰り返しておられた。症状だけ見れば，うつ状態という診断は必ずしも誤りではないと思われたが，お話を伺っていると，早くよくなりたいという思いから，気持ちばかり焦って，主治医もそれにこたえようとそのたびに薬を調節して，結果的には，なかなか安定した状態を得ることができず，やりすぎては疲れるという悪循環に陥っているように思われた。この方は，抗うつ剤とか安定剤などについて，かなり詳しい知識をお持ちで，ご自分からこれこれの薬がよさそうだと主治医に相談して出してもらうということもあったようである。いろいろ使っておられたが，結局は同じことの繰り返しという状態だった。

　そこで筆者は，調子がよいと思われても一気に片付けようとするのではなく，徐々にペースを上げていくこと（最初は自分ができると思うことの2割くらいからスタートするように話した），薬（抗うつ剤，メチルアンフェタミンなど）で無理に元気を出そうとしても体がついていっていないようなので，あわてずに徐々に体も慣らしていくつもりで，ペース配分をすること，薬の量が毎度のように変わるのは体にとっても不安定な状態を作ることになるので，しばらくは一定の量で維持してもらうことをお話ししたところ，徐々に元気になられ，2カ月後には薬が一切不要の状態となって仕事に戻られた。

　この方の場合は，身体的な病状の方は安定していたので，筆者も比較的腰を落ち着けて話を伺うことができたが，終末期で病状も厳しい方とお会いしながら，なおかつ重心を安定させることは至難の業である。もちろん，治療者の方の重心がある程度ゆれることは避けられないし，必要なことでもある。それでも重心がふわふわとして安定しないよりは，低いところに重心があるほうが，患者さんから見ると安心できるのではないだろうか。

　本書では，医学的な観点を一時保留にして，相手の「心に添う」ためにはいかにすればよいかという観点からいろいろと論じてきたが，相手の「心に

添う」という姿勢を中心に置くと，一緒になってゆれてしまい，かえって病状の悪化を助長するという危険がないわけではない。そのようなことにならないためには，相手の「心に添い」つつなお，重心を低く保つという姿勢が必要になるだろう。そのためにも，どういう枠組みのなかで聞いていくか，どういうふうに見立てるか，どのように言葉を選んでいくかということを考えておく必要があるだろう。

文 献

芥川竜之介（1990）：大導寺信輔の半生・手巾・湖南の扇．岩波文庫．
American Psychiatric Association（1994）：*Diagnostic and Statistical Manual of Mental Disorders,* Fourth Edition. American Psychiatric Association. 高橋三郎・大野裕・染谷俊幸訳（1996）：DSM-IV 精神疾患の診断・統計マニュアル．医学書院．
Bach, S.（1990）：*Life Paints Its Own Span.* Daimon Verlag. 老松克博・角野善宏訳（1998）：生命はその生涯を描く．誠信書房．
Billings, J.A.（1985）：*Outpatient Management of Advanced Cancer.* Lippincott. 星野恵津夫訳（1991）：進行癌患者のマネージメント．医学書院．
Billings, J.A., & Block, S.（1995）：Depression. *Journal of Palliative Care,* 11(1), 48-54.
Bosnak, R.（1989）：*Christopher's Dreams.* Dell Publishing. 岸本寛史訳（2003）：クリストファーの夢．創元社．
Bosnak, R.（2000）：Introduction to dreamwork. The First Shizuoka Psychosomatic Conference. Shizuoka General Hospital.
Butler, R.N.（1963）：The life review：An interpretation of reminiscence in the aged. *Psychiatry,* 26(1), 65-76.
Cassem, E.H.（1990）：Depression and anxiety secondary to medical illness. *Psychiatric Clinics of North America,* 13, 597-612
Chochinov, M.H., & Breitbart, W. ed.（2000）：*Handbook of Psychiatry in Palliative Medicine.* Oxford University Press. 内富庸介監訳（2001）：緩和医療における精神医学ハンドブック．星和書店．
土居健郎（1969）：「見立て」について．精神医学，11(12), 2-3.
土居健郎（1977）：方法としての面接．医学書院．（土居健郎（2000）：土居健郎選集5，人間理解の方法．岩波書店）
土居健郎（1983）：診断と分類についての若干の考察．精神医学における診断の意味．東京大学出版会．（土居健郎（2000）：土居健郎選集5，人間理解の方法．岩波書店）
土居健郎（1996）：「見立て」の問題性．精神療法，22(2), 118-124．（土居（2000）：土居健郎選集5，人間理解の方法．岩波書店）
Eliade, M.（1957）：*Das Heilige und das Profane.* 風間敏夫訳（1969）：聖と俗．法政大学出版局．
Elwyn, G., & Charles, C.（2001）：Shared decision making. Edward, A., & Elwyn, G. ed.：*Evidence-based Patient Choice.* Oxford University Press.
Franz, M.L. von（1979）：*Alchemical Active Imagination.* Shambala. 垂谷茂弘訳

(2000)：ユング思想と錬金術．人文書院．
Freud, S.(1900)：*Die Traumdeutung.* 髙橋義孝訳(1968)：夢判断．フロイト著作集2．人文書院．
藤岡喜愛・吉川公雄（1971）：人類学的に見た，バウムによるイメージの表現．季刊人類学，2(3)，3-28．
Greenhalgh, T., & Hurwitz, B. ed. (1998)：*Narrative Based Medicine.* BMJ Books. T.グリーンハル・B.ハーウィッツ編，斎藤清二他監訳（2001）：ナラティブ・ベイスト・メディスン．金剛出版．
早川聞多（1995）：浮世絵春画の情念．人類の創造へ——梅原猛古希記念論文集．中央公論社．
Holland, J.C., & Rowland, I.H. ed. (1989)：*Handbook of Psychooncology.* Oxford University Press. 河野博臣・濃沼信夫・神代尚芳訳（1993）：サイコオンコロジー——がん患者のための総合医療．メディカルサイエンス社．
堀川直史（2000）：がん患者の不安とその対応．緩和医療，2(1)，34-43．
五十嵐一（1989）：神秘主義のエクリチュール．法蔵館．
Izutsu, T. (1959)：*The Structure of the Ethical Terms in the Koran.* Keio University Press.
井筒俊彦（1972）：意味の構造．新泉社．
井筒俊彦（1980）：イスラーム哲学の原像．岩波書店．
井筒俊彦（1983 a）：意識と本質．岩波書店．
井筒俊彦（1983 b）：コーランを読む．岩波書店．
井筒俊彦（1987）：東洋哲学における物質と意識．科学と意識シリーズ4，意識の遍歴．たま出版．
井筒俊彦（1989）：コスモスとアンチコスモス．岩波書店．
井筒俊彦（1990 a）：「エラノス叢書」の発刊に際して．エラノス叢書　時の現象学1．平凡社．
井筒俊彦（1990 b）：超越のことば．岩波書店．
井筒俊彦（1992）：意味の構造．井筒俊彦著作集4．中央公論社．
　（これは井筒（1972）を収めたものだが，著作集に収めるにあたり，その間に著者自身が大きく展開させた「深層意味論」の成果を取り入れて，著者は序章から第4章までを書き改めている）．
井筒俊彦（1993）：意識の形而上学．中央公論社．
Jung, C.G.(1908)：*Der Inhalt der Psychose.* 安田一郎訳（1979）：精神病の内容．分裂病の心理．青土社．
笠原嘉・木村敏（1975）：鬱状態の臨床的分類に関する研究．精神神経学雑誌，77(10)，715-735．
河合隼雄（1992）：心理療法序説．岩波書店．
河合隼雄（1994）：がん告知と日本人．潮，7月号．（河合隼雄（1997）：対話する家族．潮出版社）

河合隼雄（1996）：日本文化における「見立て」と心理療法．精神療法，22(2)，125-127．

河合隼雄（1998）：日本語版への序文．Bach 著，老松・角野訳(1998)：生命はその生涯を描く．誠信書房．

河合隼雄（2003）：物語としての事例研究．（Bosnak 著，岸本寛史訳（2003）：『クリストファーの夢』の巻頭論文）．創元社．

木村敏（1981）：鬱病と躁鬱病の関係についての人間学的・時間論的考察．木村敏編，躁鬱病の精神病理4．弘文堂．

木村敏（1990）：躁と鬱．異常心理学講座6．みすず書房．

木村敏（2001）：分裂病の診断をめぐって．木村敏著作集第5巻．弘文堂．

岸孝子（1998）：歌集　石の唇．短歌新聞社．

岸本寛史（1996）：悪性腫瘍患者の語り．心理臨床学研究，14(3)，269-278．

岸本寛史（1999）：癌と心理療法．誠信書房．

岸本寛史（2000）：癌患者の「意識」と「異界」．河合隼雄総編集，講座心理療法第4巻　心理療法と身体．岩波書店．

岸本寛史（2002）：幹先端処理と境界脆弱症候群．心理臨床学研究，20(1)，1-11．

小林敏子（1990）：バウムテストにみる加齢の研究．精神神経学雑誌．92(1)，22-58．

Koch, K.（1949）：*Der Baumtest*. Hans Huber. 林勝造ら訳（1970）：バウム・テスト．日本文化科学社．

Koch, K.（1957）：*Der Baumtest*. 3.Aufl. Hans Huber.

Kübler-Ross, E.（1969）：*On Death and Dying*. Macmillian. 川口正吉訳（1971）：死ぬ瞬間．読売新聞社．

Launer, J.（1998）：Narrative and mental health in primary care. Greenhalgh, T., & Hurwitz, B. ed. *Narrative Based Medicine*. BMJ Books. 宇野史洋訳（2001）：実地医療における精神保健と物語り．斎藤清二他監訳．ナラティブ・ベイスト・メディスン．金剛出版．

Lown, B.（1996）：*The Lost Art of Healing*. Houghton Mifflin. 小泉直子訳（1998）：治せる医師・治せない医師／医師はなぜ治せないのか（翻訳は2分冊）．築地書館．

待鳥浩司(1996)：小児科，精神科と風景構成法．山中康裕編，風景構成法その後の発展．岩崎学術出版社．

牧野信也（1972）：『井筒俊彦著　意味の構造』への解説．新泉社．

丸山圭三郎（1981）：ソシュールの思想．岩波書店．

Meier, C.A.(1963)：Psychosomatic medicine from the Jungian point of view. *Journal of Analytical Psychology,* 8(2), 103-121.

Meier, C.A.(1972)：*Die Bedeutung der Traumes (Band II). Lehrbuch der Komplexen Psychologie C.G. Jungs*. 河合俊雄訳（1989）：夢の意味．創元社．

宮木ゆり子（1998）：内的世界からのメッセージについて．心理臨床学研究，16(5)，429-440．

水口公信（2002）：最後の樹木画．三輪書店．

水野康弘・小野瀬雅也・篠竹利和ら（2002）：否認により不安，抑うつが顕在化しなかった子宮頚がん再発患者の一例．ターミナルケア，12，328-332．

中井久夫（1982）：分裂病と人類．東京大学出版会．

中井久夫（1998 a）：最終講義．みすず書房．

中井久夫（1998 b）：薬物使用の原則と体験としての服薬．治療の聲，1(2)，185-214．

中安信夫（2002）：大うつ病（DSM-IV）概念の「罪」．精神科治療学，17(8)，991-998．

老松克博（1998）：告知するたましい――解説にかえて．Bach 著，老松・角野訳（1998）：生命はその生涯を描く．誠信書房．

李敏子（2003）：心理療法の枠組みについて．椙山臨床心理研究，3，3-8．

劉文英（1989）：夢的迷信与夢的探索．湯浅邦弘訳（1997）：中国の夢判断．東方書店．

ロサンゼルス郡役所・精神保健部作成（1996），中井久夫訳（1998）：災害時のストレスマネジメント．治療の聲，1(2)，別冊付録．

佐伯俊成（2000）：がん患者の抑鬱とその対応．緩和医療，2(1)，44-48．

斎藤清二・岸本寛史（2003）：ナラティブ・ベイスト・メディスンの実践．金剛出版．

佐甲宏（1999）：冬の虹．光文社．

佐野信也・野村総一郎（2002）：大うつ病（DSM-IV）概念の「功」．精神科治療学，17(8)，985-990．

佐々木こず恵（2002）：乳癌患者の心理的特徴について．椙山女学園大学大学院修士論文．

佐藤公彦（1999）：癌は生体防御機構の一つか？　メディカル朝日，1999 年第 3 号，36-37．

高橋雅春・高橋依子（1986）：樹木画テスト．文教書院．

高山文彦（1997）：いのちの器．ふたばらいふ新書．双葉社．

恒藤暁（1999）：最新緩和医療学．最新医学社．

Wilber, K. (1977)：*The Spectrum of Consciousness*．吉福・菅訳（1985）：意識のスペクトル（１）．春秋社．

山中康裕（1973）：双生児による基礎的研究．林勝造・一谷彊編，バウム・テストの臨床的研究．日本文化科学社．（山中康裕著作集第 5 巻　たましいの形．岩崎学術出版社．所収）

山中康裕（1976）：精神分裂病におけるバウムテストの研究．心理測定ジャーナル，12(4)，18-23．（山中康裕著作集第 5 巻　たましいの形．岩崎学術出版社．所収）

山中康裕（1978）：思春期内閉．中井久夫・山中康裕編，思春期の精神病理と治療．岩崎学術出版社．（山中康裕著作集第 1 巻　たましいの窓．岩崎学術出版社．所収）

山中康裕（1980）：精神分裂病の事例に対するコメント．Koch, R. 他編，バウムテスト事例解釈法．日本文化科学社．（山中康裕著作集第 5 巻　たましいの形．あとがき．岩崎学術出版社．所収）

山中康裕（1985 a）：「症状」の象徴的な意味について．河合隼雄編，子どもと生きる．創元社．（山中康裕著作集第 2 巻　たましいの視点．岩崎学術出版社．所収）

山中康裕 (1985 b)：老人の内的世界．山中他編，老いと死の深層．有斐閣．(後に，『老いの魂学（ソウロロギー）』有斐閣 (1991) 所収〔文庫版は，ちくま学芸文庫 (1998) より〕)(山中康裕著作集第3巻　たましいと癒し．岩崎学術出版社．所収)

山中康裕 (1993)：臨死体験の心理．中村雅彦・岩田慶治・山折哲雄・山中康裕・大谷宗司・久野昭著，人間終末の風景．大阪書籍．(山中康裕著作集第4巻　たましいの深み．岩崎学術出版社．所収)

山中康裕 (1999)：京都大学教育学部講義（臨床心理学特論）における筆者の事例提示に対するコメント．

山中康裕 (2000)：心に添う．金剛出版．

柳原清子 (2001)：あなたの知らない「家族」．医学書院．

淀川キリスト教病院ホスピス編 (1992)：ターミナルケアマニュアル．最新医学社．

吉村靖司ほか (1997)：適応障害とは．ターミナルケア，7 (sup)，258-264．

著者略歴

岸本寛史（きしもと・のりふみ）

1966年　鳥取市に生まれる
1991年　京都大学医学部卒業
2004年　富山大学保健管理センター助教授
2007年　京都大学医学部附属病院准教授
現　在　高槻赤十字病院緩和ケア診療科部長
著　書　『癌と心理療法』『迷走する緩和ケア』『バウムテスト入門』『臨床バウム』（編）『臨床風景構成法』（共編）『ニューロサイコアナリシスへの招待』（編）以上　誠信書房、『緩和ケアという物語』『コッホの「バウムテスト第三版」を読む』（共著）以上　創元社、ほか
訳　書　コッホ『バウムテスト［第3版］』（共訳）ブロンバーグ『関係するこころ』（共訳）以上　誠信書房、モンゴメリー『ドクターズ・ストーリーズ（共監訳）新曜社、ほか

緩和のこころ──癌患者への心理的援助のために

2004年6月25日　第1刷発行
2018年5月10日　第4刷発行

著　者　岸　本　寛　史
発行者　柴　田　敏　樹
印刷者　西　澤　道　祐

発行所　株式会社　誠信書房

〒112-0012　東京都文京区大塚 3-20-6
電話　03 (3946) 5666
http://www.seishinshobo.co.jp/

あづま堂印刷　協栄製本　　落丁・乱丁本はお取り替えいたします
© Norifumi Kishimoto, 2004　　Printed in Japan
ISBN978-4-414-40014-4 C3011

JCOPY 〈(社)出版者著作権管理機構　委託出版物〉
本書の無断複写は著作権法上での例外を除き禁じられています。複写される場合は、そのつど事前に、(社)出版者著作権管理機構（電話03-3513-6969、FAX 03-3513-6979、e-mail: info@jcopy.or.jp）の許諾を得てください。

迷走する緩和ケア
エビデンスに潜む罠

岸本寛史 著

エビデンス・ベイスト・メディスン（EBM）の盲点を挙げ、患者の語りの重要性を治療プロセスに沿って考察。事例研究の重要性を、ニューロサイエンスの知見も取り入れながら、緩和医療の現場に役立てられる形で訴えた、真の医療のあり方を追究した意欲作。

目次
はじめに　押し寄せるエビデンスの波
第1章　説明が安心を与えるとは限らない
第2章　まず聞いてから考える
第3章　医療者の感情も揺れる
第4章　分身の術
第5章　「気持ちの辛さ」の落とし穴
第6章　記憶の空白をつなぐ糸
第7章　「耐え難い苦痛」を聞く
第8章　告知の衝撃と夢
終章　危機に瀕したEBM
あとがき

A5判並製　定価（本体3000円＋税）

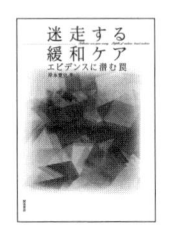

癌と心理療法

岸本寛史著

癌体験は一種の「異界」体験ともいえる。本書は、癌患者が体験している「異界」を彼らが語る言葉・夢・絵画などを通じて描き出し、癌患者に対する心理療法を深く捉え直そうとする。しかしそれは、治療者自身にも視線を向けることによって初めて可能になるとの考えから、著者自身の物語を縦糸に患者の物語を横糸に一つのテクストを紡ぎ出そうとする。

主要目次
第1章　癌と異界
第2章　基本姿勢
第3章　方法論について
第4章　夢の体験
第5章　心理療法の展開
　細井美雪さん / 一宮浪子さん / 冴木絵利さん / 吉本美砂さん / 白井笑美子さん / 桜木妙子さん / 酒井 悟さん / 馬場松五郎さん / 光田静子さん
第6章　癌治療における心理療法のモデル
　モデルの重要性 / 『ナウシカ』との出会い / 他

A5判上製　定価（本体3000円＋税）

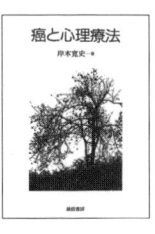